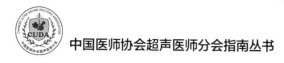

中国医师协会超声医师分会指南丛书

中国心脏超声检查指南

中国医师协会超声医师分会　编著

U0245722

人民卫生出版社
·北　京·

图书在版编目（CIP）数据

中国心脏超声检查指南 / 中国医师协会超声医师分会编著. -- 北京：人民卫生出版社，2024. 6. --（中国医师协会超声医师分会指南丛书）. -- ISBN 978-7-117-36474-4

Ⅰ. R540.4-62

中国国家版本馆 CIP 数据核字第 2024UJ0668 号

人卫智网　www.ipmph.com	医学教育、学术、考试、健康，	
	购书智慧智能综合服务平台	
人卫官网　www.pmph.com	人卫官方资讯发布平台	

中国心脏超声检查指南

Zhongguo Xinzang Chaosheng Jiancha Zhinan

编　　著：中国医师协会超声医师分会
出版发行：人民卫生出版社（中继线 010-59780011）
地　　址：北京市朝阳区潘家园南里 19 号
邮　　编：100021
E - mail：pmph @ pmph.com
购书热线：010-59787592　010-59787584　010-65264830
印　　刷：北京瑞禾彩色印刷有限公司
经　　销：新华书店
开　　本：889×1194　1/32　　印张：7.5
字　　数：193 千字
版　　次：2024 年 6 月第 1 版
印　　次：2024 年 7 月第 1 次印刷
标准书号：ISBN 978-7-117-36474-4
定　　价：55.00 元

打击盗版举报电话：010-59787491　E-mail：WQ @ pmph.com
质量问题联系电话：010-59787234　E-mail：zhiliang @ pmph.com
数字融合服务电话：4001118166　E-mail：zengzhi @ pmph.com

《中国心脏超声检查指南》编写委员会

组　长

舒先红　复旦大学附属中山医院

袁建军　河南省人民医院

副组长

邓又斌　华中科技大学同济医学院附属同济医院

穆玉明　新疆医科大学第一附属医院

许　迪　江苏省人民医院

张　纯　首都医科大学附属北京安贞医院

周　青　武汉大学人民医院

王　浩　中国医学科学院阜外医院

组　员（按姓氏笔画排序）

丁云川　昆明市延安医院

马春燕　中国医科大学附属第一医院

王小丛　吉林大学第一医院

朱天刚　北京大学人民医院

任卫东　中国医科大学附属盛京医院

刘　俐　北京大学深圳医院

内容提要

　　本书是中国医师协会超声医师分会组织编写,邀请众多国内一流心脏超声专家参与、研究和讨论,在 2016 年出版的《超声心动图检查指南》基础上修订而成。本指南分为七章。涵盖经胸超声、经食管超声、声学造影、负荷超声、床旁超声心动图等各类技术,尤其是超声心动图在各种常见心血管疾病诊断中的应用。涉及超声心动图检查适应证、禁忌证、检查要点、注意事项和超声报告结论须涵盖的内容等,旨在规范超声医师检查行为,适合各年资医师学习阅读,是指导超声医师临床工作的规范性用书。

前　言

　　中国医师协会超声医师分会自 2007 年成立以来,认真贯彻"监督、管理、自律、维权、服务、协调"的宗旨,积极推进超声规范化工作。自 2011 年以来,分会组织了大批专家先后出版了一系列的超声检查指南。截至目前中国医师协会超声医师分会指南丛书包括《中国浅表器官超声检查指南》《中国妇科超声检查指南》《中国肌骨超声检查指南》《中国超声造影临床应用指南》《中国介入超声临床应用指南》《中国儿科超声检查指南》《中国胎儿心脏超声检查指南》《中国产科超声检查指南》《中国腹部超声检查指南》等,这些指南受到了广大超声医生和临床医生的认可,对于超声临床应用的进一步规范起了积极的推动作用。

　　随着超声技术的不断进步,临床研究的不断深入,以及临床实践的不断丰富,指南丛书需要不断完善和更新。结合国内外最新心脏超声专著、指南和相关文献,并根据我国超声心动图的检查现状。2023 年 3 月超声医师分会组织国内知名超声心动图专家在 2016 年出版的《超声心动图检查指南》基础上进行了重新编撰。

　　在编写过程中,编写专家组做了大量细致的工作,通过电子邮件、微信和视频会议,进行了多次交流沟通,并广泛征求了意见经反复推敲和打磨后,《中国心脏超声检查指南》终于完成,这是中国医师协会超声医师分会在推动中国超声事业发展过程中的又一重要贡献,相信本指南的推出一定会为广大超声医师规范超声心动图检查,提高心血管疾病的诊疗水平做出贡献。

　　在此,我代表中国医师协会超声医师分会向以舒先红教授、袁建军教授为组长的编写专家组表示感谢,同时也向给予支持的超声界各位同仁表示衷心的感谢。

　　由于时间仓促、信息有限,虽然几易其稿,但仍然会存在疏漏与谬误,请广大读者批评指正,以便今后修订再版。

何　文

2024 年 3 月

目　录

第一章 总 论

第一节 仪器设备

一、仪器

用于心脏检查的超声诊断仪必须具备实时二维超声成像、M型扫描、频谱多普勒成像[含脉冲波多普勒成像(PW)和连续波多普勒成像(CW)]及彩色多普勒血流成像(CDFI)等功能,尽可能具备心肌组织多普勒成像(TDI)功能。仪器必须有相应的测量功能,用于测量两点间的距离、二维图像的面积、血流速度和时间及频谱多普勒压力峰值和均值。由于心脏检查需要配合心动周期,故心脏超声诊断仪应配有心电图电极线,显示器上能够实时显示超声动态图像和与之同步的心电图。

二、探头

用于心脏检查的探头分为经胸超声探头和经食管超声探头。经胸超声探头选用电子相控阵式扇形扫描探头,探头频率:成人宜选用2~5MHz;儿童宜选用5~7MHz;新生儿宜选用8~12MHz。经食管超声探头应具备多平面成像功能,频率在5MHz以上,儿童应选用小儿经食管超声探头。

三、仪器使用条件

1. 电源电压必须恒定在仪器规定的范围内,通常为220V,

1

最好应用稳压电源或不间断电源。

2. 仪器各部件、导线连接与仪器组装相匹配,不应有松脱或错接插件情况发生。

3. 仪器地线的连接应牢固准确。

4. 仪器所需的室内温度、空气湿度及防尘等设施应符合要求。

5. 操作者必须了解与熟悉仪器的各项操作和性能指标,按仪器要求的操作程序开、关仪器,使用时尽量做到专机专用。

6. 检查时,应随时进行仪器的调节,以确保获得良好的声像图。调节内容包括:①发射脉冲能量的调节;②扫描深度、速度的调节;③灵敏度的调节,包括增益、抑制、深度补偿、壁滤波等;④显示器灰度和对比度的调节;⑤调整脉冲多普勒取样容积和 CDFI 取样框大小和深度,帧频不低于 30 帧/s。

四、其他

1. 检查室　超声检查室应当保持干燥和通风,需具有适当的采光和照明条件,配备室温调节及消毒设备。

2. 监护设备　心脏超声检查室应配备心电图机、血压计等监测设备,以及除颤仪、急救药品、抢救车等急救设备。检查者必须熟悉监护和抢救设施的使用,尤其是经食管超声检查为半侵入性操作,检查者应具备防范和处理相关并发症的能力。在经食管超声心动图检查室,靠近检查床一侧的墙上应配备氧气和吸引器插口。

3. 消毒设备　主要是针对经食管超声探头浸泡消毒,需配备相关消毒药品和专用的浸泡、清洗水槽。

4. 负荷超声设备　负荷超声心动图分为运动负荷超声心动图和药物负荷超声心动图。负荷超声检查应备有独立宽敞的房间,或在心脏监护室内进行。置有心电监护、血压监测设备、氧气和吸引器插口。运动负荷超声心动图检查时,需要同时配备心电图运动试验用的运动平板或特制的自行车功量计(踏车);药物负荷超声心动图检查时需配备静脉输液泵。

5. 超声声学造影设备 应备有独立宽敞的房间,或在心脏监护室内进行。置有心电监护、血压监测设备以及氧气和吸引器插口。检查时需配备静脉输液三通接头。

第二节 人 员 配 备

1. 资质 《中华人民共和国医师法》规定,超声诊断报告必须由具有本专业执业医师资格证书的医师签发。在我国,超声心动图从业人员还需经国家级或市级超声诊断学习班正式培训获得合格证书,并具备在上级医院或三级医院超声科(或超声心动图室)连续进修6个月以上的进修证明。

2. 超声心动图从业人员准入制度 超声心动图能力水平定义为3级。初级:能够阅读并理解诊断报告;中级:能够独立出具诊断报告,是从事超声心动图专业临床医师必须满足的最低标准;高级:能熟练掌握超声心动图检查操作及诊断技能,是教学带教及担任科室负责人的基本要求。中级水平需要经过至少6个月心脏超声培训,完成至少150例图像采集操作及图像分析和报告书写,经食管超声需要完成至少50例图像采集操作及分析报告书写,负荷超声需要至少100例图像采集操作及图像分析。进行负荷超声检查时应有心内科医师在场。通过以上培训,临床医师才能获得超声心动图医师的资格。

第三节 档 案 管 理

一、图像储存

超声心动图检查所储存的图像应按照系列标准切面的顺序,清晰有效地显示心腔、瓣膜、房室间隔、心肌、心包、大血管等M型、二维和彩色多普勒图像以及相关的多普勒超声频谱。二维及彩色多普勒图像必须保存动态图像,M 型图像和多普勒频谱的测量结果等可以保存静态图像。存储介质采用数字化载体,必须保证所存储的动态图像可以动态回放。患者的性别、年龄、身高、体重、同步心电图等信息也应同时保存下来。

为了资料的完整性,每例患者最好能保存所有标准切面的图像,常规经胸超声心动图检查应保存以下图像:

切面观	保存格式
胸骨旁左心室长轴切面(二维 + 彩色 +M 型)	动态图
胸骨旁右心室流入道切面(二维 + 彩色)	动态图
胸骨旁短轴-主动脉瓣(大血管短轴)水平切面(二维+彩色)	动态图
胸骨旁短轴-二尖瓣水平切面(二维)	动态图
胸骨旁短轴-左心室乳头肌(中间段)水平切面(二维+M 型)	动态图
胸骨旁短轴-左心室心尖水平切面(二维)	动态图
心尖四腔心切面(二维 + 彩色)	动态图
心尖五腔心切面(二维 + 彩色)	动态图
心尖二腔心切面(二维 + 彩色)	动态图
心尖长轴(三腔心)切面(二维 + 彩色)	动态图
剑突下四腔心切面(二维 + 彩色)	动态图
剑突下下腔静脉长轴切面(二维 +M 型)	动态图
胸骨上窝主动脉弓长轴切面(二维 + 彩色)	动态图
胸骨上窝主动脉弓短轴切面(二维 + 彩色)	动态图
二尖瓣血流频谱图(PW)	静态图
左心室流出道血流频谱图(PW)	静态图

续表

切面观	保存格式
主动脉瓣跨瓣血流频谱图（CW）	静态图
三尖瓣反流频谱图（CW）	静态图
肺动脉瓣口血流频谱图（PW）	静态图
二尖瓣环(侧壁、室间隔)组织多普勒频谱图	静态图

小儿超声心动图检查还应包括特定的小儿检查声窗：如剑突下(横切面、心脏长轴、心脏短轴)、胸骨上窝(长轴、短轴)和胸骨右缘等。对需要做右心功能检查的患者,还要加做三尖瓣环侧壁 M 型和三尖瓣环组织多普勒频谱。

为减少由于声束与结构平行出现的假性回声失落,或由于回声反射与靶点太近出现的阴影等造成的伪像,在标准切面的基础上,应扫查并保存具有诊断意义的非标准切面图像。

二、数字化传输和管理

近年来数字成像技术、计算机技术和网络技术迅速发展,使超声心动图图像的数字化传输和管理成为现实。在此模式下,影像资料直接转化为计算机能识别处理的数字形式,通过计算机及网络通信设备进行管理。数字化传输和管理具有以下优势:图像存储质量更高、更安全,便于图像的调阅及多次检查结果之间的比较,方便与临床医生的沟通,有助于科研及教学工作,从而更有利于影像资料的存储、共享、交流和扩充。

心脏超声图像储存格式推荐采用国际通用的医学数字影像通信标准（digital imaging and communication in medicine, DICOM）,通过影像存储与传输系统（picture archiving and communication systems, PACS）可以方便地与互联网连接,支持远程会诊或其他各种必要的图文传输与通信,使医学影像信息得到充分利用。

1. DICOM 是医学数字成像及其相关信息的通信标准,

由美国放射学会（American College of Radiology, ACR）及全美电子厂商联合会（National Electrical Manufacturers Association, NEMA）所形成的联合委员会提出，以后陆续发展而成的医疗数字影像储存及传输标准。此标准建立的目的是推动开放式与厂商无关的医疗数字化影像的传输与交换，促使影像存储与传输系统和各种医院信息系统的结合，允许所产生的诊断资料库能广泛地由不同厂商的设备来访问 DICOM 图像。目前 DICOM3.0 已成为北美、欧洲及日本各国影像应用的标准，利用 DICOM3.0 的标准，通过网络与各医院连线，进行包括 CR（计算机 X 射线摄影）、CT（计算机体层成像）、MRI（磁共振成像）、US（超声）各种类型医学影像资料的传输及处理。

2. PACS　即影像存储与传输系统，旨在全面解决医学图像的获取、显示、存储、传送和管理问题。PACS 是医院迈向数字化信息时代的重要标识之一，可以实现远程会诊系统将患者资料及影像传至会诊场所，为患者的诊断和治疗赢得宝贵时间。还具有查询历史及图像重建功能，既往在医院做过的检查都被存储在电脑内以备随时查阅，医生可按照自己的需要通过计算机对原始图像进行放大或翻转，从而获取更为精确的医疗信息。

单机版超声图文工作站通过 DICOM 网络接口与 PACS 连接，成为网络版超声图文工作站，通过网络接受维修升级和超声技术质量控制检查，是超声记录与媒体管理的发展方向。

第四节　超声心动图的临床应用范围和适应证

一、杂音

1. 由于心内血流的湍流导致杂音产生。主要与以下因素有关：

（1）正常瓣膜的血流速度高或流量大。

（2）通过病变瓣膜的前向血流。

（3）瓣膜的反流。

（4）分流血流（心腔或血管之间存在异常交通）。

（5）通过狭窄管道的血流。

（6）外来的压迫（妊娠、肿瘤、胸廓或脊柱畸形）。

2. 在评价心脏杂音时,超声心动图检查的目的包括以下几个方面:

（1）确定病变的部位、病因及其严重程度。

（2）确定血流动力学变化。

（3）了解继发性心血管改变。

（4）评价心腔大小、室壁厚度和功能。

（5）了解并发症。

（6）为将来随访建立参考资料。

（7）治疗后的再评估。

3. 发现心脏杂音时,超声心动图的适应证包括:

（1）有杂音,同时伴有循环和呼吸系统症状。

（2）有杂音,无症状,但临床上强烈提示可能伴有结构性心脏病。

（3）有杂音,无症状,但临床上难以除外心脏疾病。

二、瓣膜狭窄

瓣膜狭窄时,超声心动图可用于:

1. 评价血流动力学改变的严重程度。

2. 评价心腔的大小、室壁厚度、功能和/或血流动力学的变化。

3. 原有瓣膜狭窄,现在症状和体征发生改变时的重新评估。

4. 原有瓣膜狭窄,在妊娠期间血流动力学改变的严重程度和对心室代偿功能的评估。

5. 有严重狭窄,但临床无明显症状患者的重新评估。

6. 对轻至中度无症状的主动脉瓣狭窄,并伴有左心室功能不全或肥厚患者的再评估。

7. 对治疗效果的评价。

三、瓣膜反流

瓣膜关闭不全时,超声心动图可用于:

1. 评价血流动力学改变的严重程度。

2. 评价心腔的大小、功能和血流动力学的变化。

3. 对轻至中度瓣膜关闭不全,并伴有症状变化的患者进行再评估。

4. 对严重瓣膜关闭不全,无症状患者的再评估。

5. 原有瓣膜关闭不全,在妊娠期间血流动力学改变的严重程度和心室代偿功能的评估。

6. 对无症状的轻至中度瓣膜关闭不全患者,伴有心室扩张的评估。

7. 对严重瓣膜关闭不全和心功能代偿期,药物治疗效果的评估。

四、感染性心内膜炎

感染性心内膜炎的超声心动图适应证包括:

1. 瓣膜损害的特征和检测,心脏代偿情况和对血流动力学影响的评估。

2. 怀疑有感染性心内膜炎的先天性心脏病患者,赘生物的检测以及评估赘生物大小和活动度。

3. 并发症的检测,如:瓣周脓肿、穿孔(瓣膜穿孔和脓肿穿孔)等。

4. 血培养阴性,临床高度怀疑心内膜炎的患者。

5. 严重心内膜炎的重新评估,如:血流动力学改变的严重程度、瓣膜受累情况。或者以下临床情况时的重新评估,如:持续发热和菌血症、临床症状变化等。

五、人工瓣膜置换

人工瓣膜置换术后,超声心动图适应证包括:

1. 人工瓣膜置换术后,临床症状和体征发生改变的患者。

2. 临床症状和体征没有变化,轻至中度心功能不全的患者。

3. 临床症状和体征没有变化,瓣膜功能正常患者的定期评估。

4. 人工瓣膜置换术后,瓣膜适配度的评价。

六、胸痛

胸痛由心源性和非心源性引起,成人胸痛大多数由冠状动脉粥样硬化性心脏病所致,其他心血管异常也可引起胸痛,如:梗阻性肥厚型心肌病、主动脉瓣狭窄和关闭不全、主动脉夹层、肺栓塞和心包炎等。超声心动图可用于胸痛患者的诊断和鉴别诊断。

1. 胸痛时超声心动图适应证包括:

(1)急性胸痛患者,需了解是否存在心脏疾病时。

(2)心电图和生化检查尚未证实,临床怀疑急性心肌梗死的患者。

(3)临床怀疑主动脉夹层、肺栓塞和急性心包炎的患者。

(4)血流动力学不稳定的患者。

2. 对于急性冠脉综合征患者,超声心动图可用于:

(1)怀疑急性心肌缺血或用标准方法没有证实的心肌梗死。

(2)左心室功能的评估。

(3)左心室下壁梗死并发右心室壁梗死的患者。

(4)机械并发症和附壁血栓的检测。

(5)心肌缺血的定位和严重程度的评估。

3. 对于急性冠脉综合征患者,可进行危险分层和预后的超声心动图评价。

（1）梗死大小和受累心肌的确定。

（2）住院患者心功能的评估。

（3）心电图提示心肌缺血，住院或出院后早期的评估。

（4）评估存活心肌，确定再血管化的效果。

（5）再血管化后心室功能的重新评估。

4. 对于慢性缺血性心脏病患者，超声心动图可用于：

（1）有症状患者心肌缺血的诊断。

（2）静息状态下，整体心功能的评估。

（3）再血管化前，存活心肌的评估。

（4）再血管化后，伴典型症状患者再狭窄的评价。

七、扩张型心肌病

扩张型心肌病的超声心动图适应证包括：

1. 临床诊断心力衰竭或怀疑心肌病的患者。

2. 中心静脉压升高，临床高度怀疑由心脏病所致的患者。

3. 呼吸困难，伴有心脏疾病的临床体征。

4. 临床体征有变化的扩张型心肌病患者。

八、心包疾病

心包疾病的超声心动图适应证包括：

1. 怀疑心包疾病的患者。

2. 怀疑有心脏外伤或医源性损伤的患者，如：创伤、介入治疗等。

3. 难治性心包积液或诊断早期缩窄的随访。

4. 急性心肌梗死伴有持续性胸痛、低血压，而且出现心包摩擦音的患者。

5. 有心脏压塞征象的患者。

九、心脏肿物和肿瘤

心脏肿物和肿瘤的超声心动图适应证包括：

1. 心脏肿物所致的临床事件或临床综合征患者。

2. 心脏疾病所致的肿物,需要根据超声心动图进行抗凝或外科治疗的患者。

3. 心脏肿瘤切除术后,近、中、远期的随访。

4. 心脏转移瘤的随访与监测。

十、大血管疾病

大血管疾病的超声心动图适应证包括:

1. 主动脉夹层。

2. 主动脉瘤。

3. 主动脉破裂。

4. 马方综合征或其他结缔组织疾病所致的主动脉根部扩张。

5. 主动脉夹层修补术后随访。

十一、肺部疾病

肺部疾病的超声心动图适应证包括:

1. 怀疑肺动脉高压的患者。

2. 肺栓塞并怀疑在肺动脉、右心房、右心室有血栓者。

3. 肺动脉高压患者治疗后,肺动脉压变化的动态随访。

4. 心源性与非心源性呼吸困难病因的鉴别。

5. 肺部疾病伴有心脏受累患者。

十二、高血压

高血压的超声心动图适应证包括:

1. 静息状态下左心室功能,左心室肥厚程度,或向心性重构对临床决策非常重要的患者。

2. 合并冠状动脉粥样硬化性心脏病的患者。

3. 左心室收缩功能不全患者,临床症状和体征有变化时左心室大小和功能的随访。

4. 左心室舒张功能异常伴或不伴有左心室收缩功能异常。

5. ECG(心电图)无左心室肥厚的临界高血压患者决策时,左心室肥厚的评估。

十三、心律失常

心律失常的超声心动图适应证包括:

1. 临床怀疑有结构性心脏病的心律失常患者。
2. 家族史伴有遗传性心脏疾病的心律失常患者。
3. 在射频消融术前总体评估。
4. 需要治疗的心律失常患者。
5. 心律转复的患者。
6. 以前有脑栓塞事件,考虑与心房内血栓有关的患者。
7. 抗凝是禁忌证,但根据超声心动图检查结果决定是否复律的患者。
8. 以前证实有心房内血栓患者。
9. 根据预后的因素而考虑复律的患者。

十四、严重外伤

严重外伤时,超声心动图适应证包括:

1. 血流动力学不稳定者。
2. 严重挤压伤和胸腔穿透伤者。
3. 机械性通气的多发性外伤和胸腔外伤患者。
4. 血流动力学不稳定的多发性损伤者。
5. 怀疑主动脉损伤的患者。
6. 潜在的导管、导引钢丝、起搏电极或心包穿刺针损伤伴或不伴有心脏压塞的患者。

十五、成人先天性心脏病

1. 在成人先天性心脏病中,超声心动图的作用在于:

（1）判定心脏的位置(左位心、右位心、中位心、左旋心、右旋心)、各腔室大小和方位(心房的位置、心室的位置和大血管的位置)。

（2）评价心室功能。

（3）对心内及心外分流的定性、定位及定量诊断。

（4）确定左心室和右心室流出道、瓣膜狭窄的部位和程度。

（5）评价瓣膜反流。

（6）估计肺动脉压。

（7）确定静脉、心房、心室和动脉之间的关系。

（8）显示主动脉缩窄和估计梗阻的程度。

（9）证实心内和/或中心血管附壁血栓。

（10）房室瓣膜解剖和功能的评价。

2. 成人先天性心脏病的超声心动图适应证

（1）临床怀疑先天性心脏病患者。

（2）已知有先天性心脏病，临床特征有变化的患者。

（3）已知有先天性心脏病，但诊断不明确患者。

（4）已知有先天性心脏病，心室功能和房室瓣反流需要随访的患者。

（5）已知有先天性心脏病，必须进行肺动脉压随访的患者。

（6）手术修补后随访的患者。

（7）瓣膜成形术患者。

十六、儿科心血管疾病

1. 新生儿的超声心动图适应证

（1）发绀、呼吸窘迫、充血性心力衰竭或动脉搏动异常。

（2）染色体畸形或合并心血管畸形者。

（3）早产儿心肺功能改善不明显者。

（4）与心脏遗传疾病有关的综合征。

（5）心脏杂音和心脏体征异常者。

2. 婴幼儿、青少年的超声心动图适应证

（1）婴幼儿典型的或病理性杂音，或其他心脏畸形。

（2）胸部X线片显示心脏扩大者。

（3）临床提示右位心者。

（4）已知有心脏缺陷,确定药物或手术时间者。

（5）已知有心脏缺陷,术前的评估。

（6）已知有心脏缺陷,物理体征有改变者。

（7）获得性或先天性心脏病术后,临床怀疑有残余漏、心室功能不全、肺动脉高压、血栓、脓肿或心包积液等。

（8）心血管疾病伴有显性遗传综合征者。

（9）马方综合征。

（10）神经肌肉疾病伴有心肌受累者的随访。

（11）运动诱发心前区疼痛或晕厥者。

（12）典型的非血管抑制性晕厥。

第五节 经胸超声心动图报告

经胸超声心动图（TTE）检查报告目前全国没有统一模板,制定规范化的、相对统一的报告模式很有必要。一份完整的超声心动图报告应包括五部分内容:①基本信息,包括患者姓名、年龄、就诊卡号或超声检查编号、检查日期、检查地点/检查诊室、超声仪器、申请医师等;②心脏定量测值,通常采用表格形式;③心脏结构和功能描述;④超声提示或超声印象诊断;⑤报告时间及签名。

一、心脏定量测值

包括心脏结构定量测值、血流动力学参数测值以及左心室功能定量测值三部分。可用表格形式呈现。

1. 心脏结构定量测值

（1）主动脉(升主动脉内径、窦部内径、主动脉瓣环内径)。

（2）肺动脉(肺动脉主干内径)。

（3）左心房(前后径)。

（4）左心室(舒张末内径、收缩末内径)。

（5）室间隔、左心室后壁舒张期末厚度。

（6）右心室(左右径)。

（7）右心房（左右径）。

（8）右心室游离壁舒张期末厚度。

2. 血流动力学参数测值

（1）二尖瓣口血流：舒张早期 E 峰、舒张晚期 A 峰的峰值速度、峰值压差、反流速度及反流压差。

（2）主动脉瓣口血流：峰值速度、峰值压差、反流速度及反流压差。

（3）三尖瓣口血流：E 峰峰值速度、反流速度与反流压差。

（4）肺动脉瓣口血流：峰值速度、峰值压差、反流速度。

（5）二尖瓣环运动（组织多普勒）：室间隔基底段舒张早期运动速度峰值（e'），舒张晚期运动速度峰值（a'，）侧壁基底部位运动速度 e'、a'。

3. 左心室功能定量测值

（1）左心室收缩功能测值：左心室射血分数（LVEF）（Teichholz 法、Simpson 法）、短轴缩短率（FS）。

（2）左心室舒张功能测值：E/A 比值、E/e'、左心房容积指数、三尖瓣最大反流速度。

二、心脏结构的声像图描述

1. 房室腔内径。

2. 心室壁的厚度与心肌运动状态。

3. 房室瓣及半月瓣厚度、活动度、钙化程度、瓣口面积。

4. 大动脉结构及形态。

5. 房间隔、室间隔完整性。

6. 房室瓣与心室的连接关系（二尖瓣与左心室的连接关系、三尖瓣与右心室的连接关系）。

7. 大血管与心腔的连接关系（主动脉与左心室的关系、肺动脉与右心室的关系、下腔静脉与右心房的关系、肺静脉与左心房的关系）。

8. 心包及心包腔（心包腔积液及其程度、心包厚度、粘连程度、钙化程度）。

9. 瓣膜口血流状态、心腔内异常通道血流状态。

10. 特殊检查的描述（包括经食管超声心动图、负荷超声心动图、超声造影等）。

三、超声印象诊断或提示

1. 心脏结构是否异常。

2. 心内血流状态。

3. 心脏功能。

第二章 经胸超声心动图

第一节 经胸超声心动图系列标准切面

一、胸骨旁系列标准切面

（一）胸骨旁左心室长轴切面

探头置于胸骨左缘第三、四肋间,探头标点朝向 9~10 点钟方位,声束平面与右肩至左腰连线方向平行,可显示标准左心室长轴切面(图 2-1)。该切面应清晰显示右心室前壁、右心室腔流出道部分、室间隔、左心室腔、左心室后壁、左心房腔与房壁、主动脉窦部、主动脉瓣、升主动脉以及二尖瓣复合装置等结构。

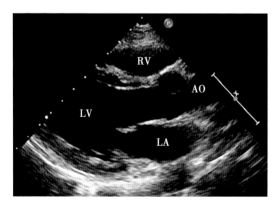

图 2-1　胸骨旁左心室长轴切面

LA:左心房;LV:左心室;RV:右心室;AO:主动脉

17

(二)胸骨旁右心室流入道切面

在胸骨旁左心室长轴切面基础上,将声束稍向受检者右腰方向倾斜可获取该切面,显示右心房、右心室、三尖瓣前叶与后叶、冠状静脉窦长轴及其右心房开口等结构(图 2-2)。此切面可观察三尖瓣前、后瓣叶的附着位置。

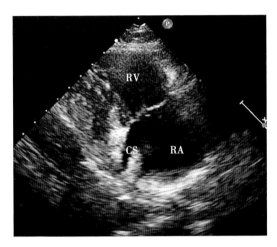

图 2-2 胸骨旁右心室流入道切面
RA:右心房;RV:右心室;CS:冠状静脉窦

(三)胸骨旁右心室流出道切面

在胸骨旁左心室长轴切面基础上,将声束方向顺时针旋转朝受检者左肩方向倾斜,可获取该切面,显示右心室流出道、肺动脉瓣及部分肺动脉主干等结构(图 2-3)。

(四)胸骨旁短轴-主动脉瓣水平切面

探头置于胸骨左缘第二、三肋间,心底大血管正前方,声束平面大致与左腰部与右肩连线方向垂直,获取胸骨旁心底水平主动脉短轴切面(图 2-4)。该切面可显示主动脉根部短轴及主动脉瓣三个瓣叶、左心房、右心房、房间隔、三尖瓣、右心室流出道、肺动脉主干近端等结构。稍调整该切面可显示左、右冠状动脉起源及其主干近段。将声束稍向上倾斜,可显示肺动脉主干及其左、右分支等结构。

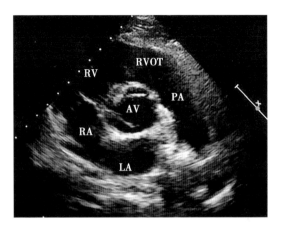

图 2-3　胸骨旁右心室流出道切面

LA:左心房;RA:右心房;RV:右心室;RVOT:右心室流出道;PA:肺动脉;AV:主动脉瓣

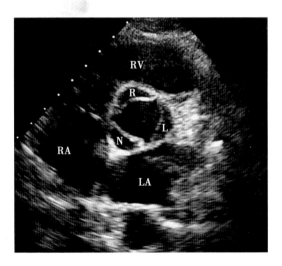

图 2-4　胸骨旁短轴-主动脉瓣水平切面

LA:左心房;RA:右心房;RV:右心室;L:左冠瓣;R:右冠瓣;N:无冠瓣

(五)胸骨旁短轴-二尖瓣水平切面

探头置于胸骨左缘第三、四肋间,在心底主动脉短轴切面基础上,将声束方向再朝下倾斜,或于标准左心室长轴切面上顺时针旋转探头90°,显示左心室腔与室壁为圆形结构,右心室腔为新月形,位于左心室右前侧。二尖瓣叶横切图像位于左心室腔中部,舒张期呈"鱼嘴"形开放,收缩期呈"一"字样闭合,此即胸骨旁二尖瓣水平左心室短轴切面(图2-5)。该切面能显示心脏诸多重要结构如右心室、室间隔、左心室壁等,亦是评价二尖瓣结构、瓣口面积与功能的重要切面。如将探头再稍向下倾斜,可显示腱索水平左心室短轴图像。

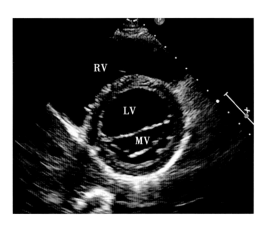

图2-5　胸骨旁短轴-二尖瓣水平切面
LV:左心室;RV:右心室;MV:二尖瓣

(六)胸骨旁短轴-左心室乳头肌水平切面

探头置于胸骨左缘第四肋间,声束平面大致与左肩至右肋弓连线平行。实际操作中,可在二尖瓣水平左心室短轴切面基础上,探头继续向下滑动至二尖瓣叶结构逐渐消失,图像上显示前外侧、后内侧两组乳头肌结构,此即胸骨旁乳头肌水平左心室短轴切面(图2-6)。前乳头肌位于4~5点钟方位,后乳头肌位于7~8点钟方位。此切面可评价局部心肌运动状态与乳头肌功能。

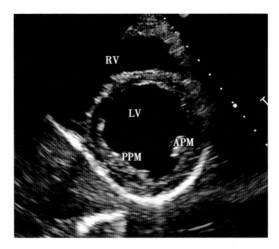

图 2-6 胸骨旁短轴-左心室乳头肌水平切面

LV:左心室;RV:右心室;APM:前乳头肌;PPM:后乳头肌

(七) 胸骨旁短轴-左心室心尖水平切面

探头置于前胸壁心尖搏动处,或在乳头肌水平短轴切面上将探头再向心尖方向移动,可获取心尖水平左心室短轴切面,该切面主要观察左心室心尖部分的室壁厚度及活动(图 2-7)。

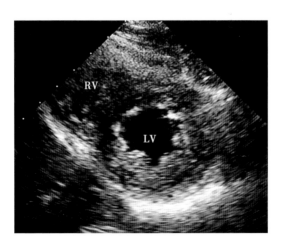

图 2-7 胸骨旁短轴-左心室心尖水平切面

LV:左心室;RV:右心室

二、心尖方位系列标准切面

(一) 心尖四腔心切面

探头置于心尖搏动处,声束方向朝向右侧胸锁关节,探头标点约指向 3 点钟方位。该切面显示室间隔起于扇尖,向下连接房间隔。房、室间隔与左侧二尖瓣前叶、右侧三尖瓣隔叶组成所谓十字交叉结构,位于图像中央并分割左心房、左心室、右心房、右心室四个心腔,故称心尖四腔心切面(图 2-8)。此切面可观察左心房、左心室、右心房、右心室、房间隔、室间隔、二尖瓣装置、三尖瓣装置、肺静脉等结构。

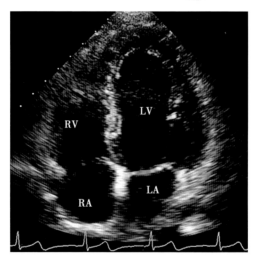

图 2-8　心尖四腔心切面

LA:左心房;LV:左心室;RA:右心房;RV:右心室

(二) 心尖五腔心切面

在心尖四腔心切面基础上,将探头稍顺时针旋转 15°,略向上倾斜,扫描平面经过主动脉根部,在四腔切面十字交叉处显示左心室流出道与半环形主动脉瓣口,此即心尖五腔心切面(图 2-9)。该切面是评价左心室流出道、主动脉瓣和室间隔膜部等解剖结构的理想切面。

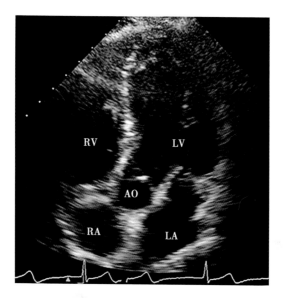

图 2-9　心尖五腔心切面
LA：左心房；LV：左心室；RA：右心房；RV：右心室；
AO：主动脉

（三）心尖长轴切面（三腔心切面）

在心尖四腔心切面上，探头逆时针旋转 90°~130° 即可显示左心房、左心室与升主动脉长轴，此即心尖长轴切面（图 2-10）。其显示的结构与胸骨旁左心室长轴切面相同，但因声束与左心室长轴基本平行，能更完整显示左心室结构与观察左心室内血流。

（四）心尖两腔心切面

探头位置同前，稍向外移，沿左心长轴取纵轴切面，声束与室间隔走向平行，但不通过室间隔，仅显示左心室与左心房，因而称心尖两腔心切面（图 2-11）。观察内容为左心房、左心室、二尖瓣装置、左心室前壁及左心室下壁。

三、剑突下系列标准切面

剑突下声窗扫查时，避开了肺组织遮挡和肋间隙狭窄对

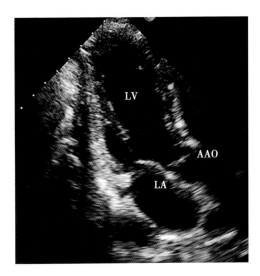

图 2-10　心尖长轴切面

LA:左心房;LV:左心室;AAO:升主动脉

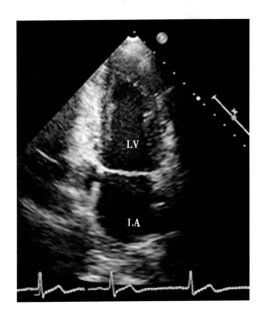

图 2-11　心尖两腔心切面

LA:左心房;LV:左心室

声束透入的限制,特别在小儿,可清晰显示大多数心内结构并确定肝脏及下腔静脉位置,同时能确定心尖朝向。成人与小儿剑突下声窗常用切面如下:

(一)剑突下四腔心切面

探头置于剑突下,声束方向指向左肩,稍向上倾斜30°,接近心脏冠状切面。图像近场扇尖处可见肝实质回声,然后为右心房、右心室、左心房与左心室等(图2-12)。此切面可观察左心房、左心室、右心房、右心室、房间隔、室间隔、二尖瓣装置、三尖瓣装置、肺静脉、上腔静脉、下腔静脉等结构。

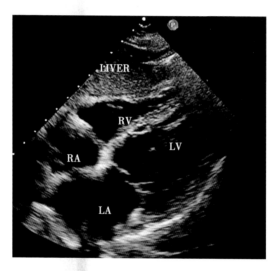

图2-12 剑突下四腔心切面
LA:左心房;LV:左心室;RA:右心房;RV:右心室;
LIVER:肝脏

(二)剑突下下腔静脉长轴切面

探头置于剑突下且声束偏向右侧,扫描平面与下腔静脉长轴平行。图像上显示右心房、下腔静脉及肝静脉。稍偏转探头方向亦可显示三尖瓣瓣叶、右心室、房间隔、左心房及下腔静脉瓣等结构(图2-13)。此切面是观察下腔静脉内径随呼吸时相变化的理想切面,对评价右心功能有重要价值。

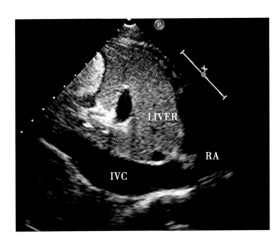

图 2-13　剑突下下腔静脉长轴切面

RA:右心房;IVC:下腔静脉;LIVER:肝脏

(三) 剑突下左心室流出道长轴切面

在剑突下四腔心切面基础上,探头再向上稍倾斜,即可获取该切面(图 2-14)。此切面可完整显示左心室流出道、升

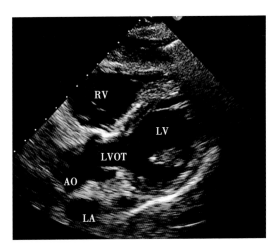

图 2-14　剑突下左心室流出道长轴切面

LA:左心房;LV:左心室;RV:右心室;LVOT:左心室流出道;AO:主动脉

主动脉和部分主动脉弓,可评价左心室与大动脉的连接关系。升主动脉左侧为肺动脉横断面,右侧为上腔静脉及与其连接的右心房。该切面对诊断法洛四联症、永存动脉干、左心室双出口等畸形有重要价值。

(四)剑突下右心室流出道切面

在剑突下左心室流出道长轴切面基础上,探头再稍向上倾斜可获取该切面(图 2-15)。此切面可显示右心室流出道及部分肺动脉瓣,是评价右心室与肺动脉的位置关系,以及诊断右心室双腔心、右心室流出道狭窄及右心室双出口的理想切面。

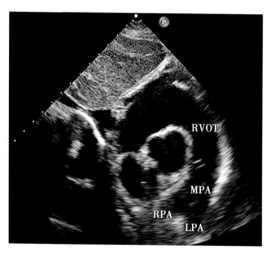

图 2-15　剑突下右心室流出道切面

RVOT:右心室流出道;MPA:主肺动脉;LPA:左肺动脉;RPA:右肺动脉

(五)剑突下双房切面

在剑突下显示上、下腔静脉的基础上,顺时针旋转探头90°,并朝向头侧倾斜 30°~40°,切面上可显示呈前后排列的右心房与左心房(图 2-16),此即剑突下双房切面。该切面因房间隔与声束方向垂直,是判断房间隔缺损、卵圆孔未闭、肺静脉畸形引流的理想切面。

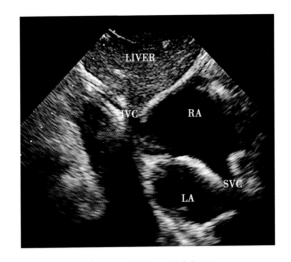

图 2-16　剑突下双房切面

LA:左心房;RA:右心房;SVC:上腔静脉;IVC:下腔
静脉;LIVER:肝脏

四、胸骨上窝系列标准切面

(一) 胸骨上窝主动脉弓长轴切面

探头置于胸骨上窝,探头示标指向 12~1 点钟方位,声束平面朝向后下,通过主动脉弓长轴,可依次显示升主动脉、主动脉弓和降主动脉(图 2-17)。主动脉弓分支从右向左分别为无名动脉、左颈总动脉和左锁骨下动脉。如为右位主动脉弓,从左向右则分别为无名动脉、右颈总动脉与右锁骨下动脉。升主动脉右侧为上腔静脉,主动脉弓下方可见右肺动脉。

(二) 胸骨上窝主动脉弓短轴切面

探头位置同上,顺时针转动 90°,探头示标指向 3 点钟方向,声束横切主动脉弓,获取该切面(图 2-18)。该切面上主动脉弓短轴呈圆形,稍转动探头可显示肺动脉干分叉处及右肺动脉。图像近场尚可见左无名静脉、上腔静脉等结构,是测量上腔静脉内径及观察上腔静脉与右心房连接的理想切面。

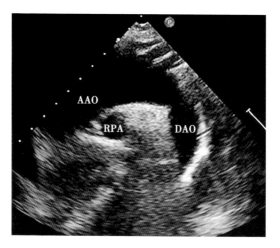

图 2-17　胸骨上窝主动脉弓长轴切面

AAO:升主动脉;DAO:降主动脉;RPA:右肺动脉

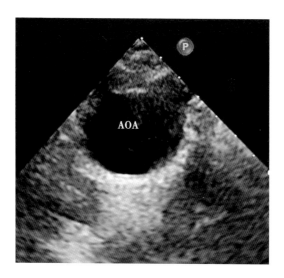

图 2-18　胸骨上窝主动脉弓短轴切面

AOA:主动脉弓

第二节　M型超声心动图

目前 M 型超声心动图的工作模式主要是在二维超声心动图基础上,指导取样线的放置,以显示心壁、瓣膜与大血管等结构的活动轨迹,同时也可对二维彩色多普勒信号进行 M 型超声显示。基于 M 型超声心动图超高的时间分辨力,其对分析心壁、瓣膜与大血管等结构的心动周期运动时相有独到价值。M 型超声心动图可获得不同部位的标准曲线,在胸骨旁左心室长轴切面上,超声束由心尖向心底作弧形扫描,依次出现心尖波群(1 区)、心室波群(2a 区)、二尖瓣前后叶波群(2b 区)、二尖瓣前叶波群(3 区)和心底波群(4 区)(图 2-19)。

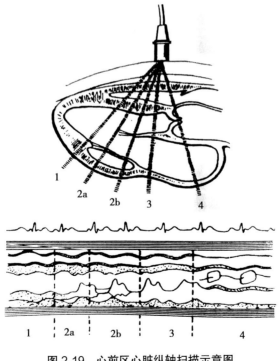

图 2-19　心前区心脏纵轴扫描示意图

一、常见波群

(一)心底波群(4区)

在心底短轴或左心长轴切面上,经主动脉根部放置 M 型取样线可获得心底波群,即 4 区(图 2-20)。在心底波群图像上,解剖结构自前至后分别为胸壁、右心室流出道、主动脉根部及左心房。显示活动曲线有:①主动脉根部曲线,呈前、后两条明亮且同步运动的曲线,前线代表右心室流出道后壁与主动脉前壁,后线代表主动脉后壁与左心房前壁;②主动脉瓣曲线,主动脉根部前、后两条曲线间,可见主动脉瓣的活动曲线呈"六边形"盒样结构。收缩期右冠瓣与无冠瓣回声曲线分开,分别靠近主动脉前、后壁;舒张期则迅速闭合呈单一曲线,位于主动脉管腔中心处。

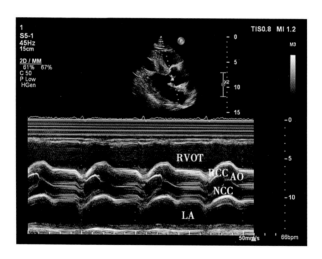

图 2-20　心底波群

RVOT:右心室流出道;AO:主动脉;RCC:右冠瓣;NCC:无冠瓣;LA:左心房

(二)二尖瓣前叶波群(3区)

在胸骨旁左心室长轴切面上,经二尖瓣前叶瓣体放置 M 型取样线获得此波群(图 2-21)。此波群自前至后,活动曲线

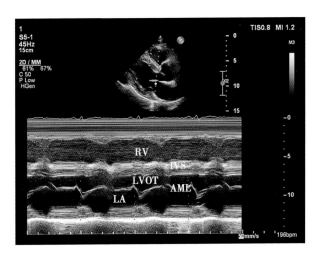

图 2-21 二尖瓣前叶波群

RV:右心室;IVS:室间隔;LVOT:左心室流出道;AML:二尖瓣前叶;LA:左心房

代表的分别为胸壁、右心室前壁、右心室腔、室间隔、左心室流出道、二尖瓣前叶、左心房及房室环区左心房后壁等结构的活动轨迹,主要观测二尖瓣前叶的活动曲线,称为二尖瓣前叶波群,即 3 区。

(三)二尖瓣前后叶波群(2b 区)

M 型取样线通过二尖瓣前后瓣的瓣尖,从前到后的解剖结构为胸壁及右心室前壁、右心室腔、室间隔、左心室腔、左心室后壁,左心室腔内显示二尖瓣前后叶开闭曲线,即 2b 区(图 2-22)。

(四)心室波群(2a 区)

在胸骨旁左心室长轴切面上,经二尖瓣腱索水平放置 M 型取样线获得此波群,即 2a 区(图 2-23)。图像上自前至后回声代表的解剖结构分别为胸壁、右心室前壁、右心室腔、室间隔、左心室腔(及其内的腱索)与左心室后壁,此波群常用于测量心室腔大小与心室壁厚度等。

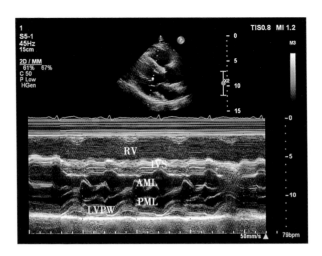

图 2-22　二尖瓣前后叶波群

RV:右心室;IVS:室间隔;AML:二尖瓣前叶;PML:二尖瓣后叶;LVPW:左心室后壁

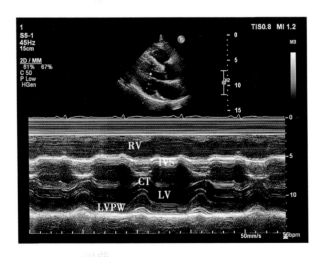

图 2-23　心室波群

RV:右心室;IVS:室间隔;LV:左心室;CT:腱索;LVPW:左心室后壁

(五)心尖波群(1区)

在胸骨旁左心室长轴切面上,经心尖水平放置 M 型取样线获得心尖波群,即 1 区(图 2-24)。图像上自前至后回声代表的解剖结构分别为胸壁、右心室前壁、右心室腔、室间隔、左心室腔与左心室后壁,此波群常用于观察左心室壁运动与测量室壁厚度等。

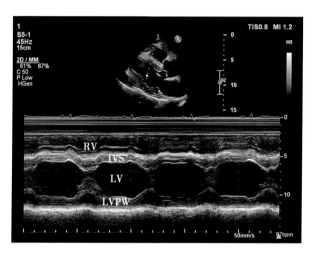

图 2-24 心尖波群

RV:右心室;IVS:室间隔;LV:左心室;LVPW:左心室后壁

二、波群识别与分析

为正确测量与分析图像,必须准确识别各组波群中每一曲线所代表的解剖结构。以下方法有助于临床上识别 M 型曲线所代表的解剖结构及其在心动周期内的活动规律。

(一)曲线特征

心脏每一结构活动时具有一定特征,其中瓣叶等结构活动曲线具有明显特征,如二尖瓣前叶呈双峰曲线,主动脉瓣呈"六边形"盒样曲线。

(二)曲线与体表间距离

左、右房室瓣活动时,其血液动力学改变相似,故曲线形态亦类同。但三尖瓣位置表浅,曲线距体表较近。二尖瓣位置较深,曲线距体表较远。

（三）波形连续性

心脏某些结构互相连续,可供观察时参考。例如主动脉前壁与室间隔,主动脉后壁与二尖瓣前叶曲线互相移行。

三、M 型超声心动图观测项目与测量

（一）幅度

幅度指曲线上两点间的垂直距离,测量单位为毫米（mm）。测量时均取曲线的前缘。

（二）间期

间期为曲线上两点所经历的时间,测量单位为秒（s）,若时值很短,则用毫秒（ms）为单位。时间测量时,均于两点的左缘处测量。

（三）速度

超声心动图上某界面在单位时间内运动的距离,测量单位为 cm/s。

目前超声仪器均内置测量程序,测量时只要在曲线上选取两点,仪器则自动显示其距离、间期与速度。

（四）内径

M 型超声心动图上测量某一腔室的垂直距离即为内径,单位以 mm 表示。

（五）厚度

厚度指心脏某一实质结构的前后径,单位亦为 mm。测量时应增益调节适当,测量这些结构回声的前缘至后缘的距离。

第三节　经胸超声心动图测量及
国人正常参考值

因人种、地区等因素不同,目前在国内与国际上尚缺乏统一的、公认的超声心动图标准测量值。本节的超声测量值参

考张运院士主持的"前瞻性多中心中国正常成人心腔和大血管超声测量值研究"结果。

一、左心室测量

（一）测量方法

1. 二维测量

（1）前后径：在胸骨旁左心室长轴切面上，测量舒张末期室间隔左心室心内膜面至左心室后壁心内膜面的垂直距离，此即左心室前后径，亦为左心室短轴径，测量点应置于二尖瓣瓣尖下方 5mm 处。

（2）左右径：在心尖四腔心切面上，测量舒张末期室间隔左心室心内膜面至左心室侧壁心内膜面之间的距离，即为左心室左右径，测量点应置于心室基底部最宽处。

（3）长径：在心尖四腔心切面上，测量舒张末期从二尖瓣环连线的中点至左心室心尖心内膜面的距离即为左心室的长径。

2. M 型测量

（1）在左心室长轴切面上，M 型取样线通过左心室腔腱索水平的左心室腔（2a 区）可获得心室波群，用以测量右心室前壁厚度、右心室腔内径、室间隔厚度、左心室腔内径（前后径）、左心室后壁厚度、心包厚度等。舒张末期及收缩末期左心室腔内径、室间隔与左心室后壁厚度等参数用于计算左心室收缩功能与左心室质量。

（2）在左心室短轴切面上，M 型取样线置于左心室短轴乳头肌水平可获得左心室短轴波群，用以观察测量左心室前壁及左心室后壁的运动情况，亦可评估左心室收缩功能。

（二）正常参考值

男性：舒张末期前后径（38.4~54.0）mm，收缩末期前后径（24.1~37.1）mm。

女性：舒张末期前后径（36.7~49.7）mm，收缩末期前后径（20.8~35.4）mm。

二、右心室测量

(一) 测量方法

临床上主要采用二维方法测量右心室腔径。

前后径:在胸骨旁左心室长轴切面上,测量舒张末期右心室前壁心内膜面至室间隔右心室面基底段最宽处的距离。

左右径:在心尖四腔心切面上,测量舒张末期室间隔右心室面心内膜至右心室侧壁心内膜的距离,测量点选在右心室的基底部最宽处。

长径:在心尖四腔心切面上,测量舒张末期三尖瓣环连线中点至右心室心尖部心内膜缘的距离。

(二) 正常参考值

男性:前后径(14.7~29.9)mm,左右径(22.2~42.2)mm,长径(37.1~75.1)mm。

女性:前后径(14.0~28.2)mm,左右径(19.6~39.2)mm,长径(34.8~68.6)mm。

三、左心房测量

(一) 测量方法

1. 二维测量

(1) 前后径:在胸骨旁左心室长轴切面上,测量收缩末期主动脉后壁的左心房前壁心内膜面至左心房后壁中部心内膜面的距离。

(2) 左右径:在心尖四腔心切面上,测量收缩末期房间隔左心房面心内膜至左心房侧壁心内膜最宽处的距离。

(3) 长径:在心尖四腔心切面上,测量收缩末期从二尖瓣环连接的中点至左心房顶部心内膜面的距离。

2. M 型测量　在胸骨旁左心室长轴切面上,M 型取样线通过显示主动脉瓣处的主动脉根部及左心房,于舒张末期测量主动脉根部内径,于收缩末期测量左心房前后径。

（二）正常参考值

男性：前后径（23.5~38.7）mm，左右径（26.7~44.7）mm，长径（35.2~58.4）mm。

女性：前后径（22.0~36.8）mm，左右径（26.2~43.0）mm，长径（33.7~56.5）mm。

四、右心房测量

（一）测量方法

左右径：在心尖四腔心切面上，测量收缩末期从房间隔的右心房面心内膜至右心房右侧缘（右侧壁）之间的距离，测量点置于右心房最宽处。

长径：在心尖四腔心切面上，测量收缩末期从三尖瓣环连线的中点至右心房顶心内膜之间的距离。

（二）正常参考值

男性：左右径（26.4~44.4）mm，长径（35.2~53.6）mm。

女性：左右径（23.9~40.7）mm，长径（32.3~50.7）mm。

五、主动脉瓣环测量

（一）测量方法

在胸骨旁左心室长轴切面上，在主动脉瓣叶附着点处测量收缩期主动脉瓣环内径，即主动脉瓣环径。

（二）正常参考值

男性（16.4~26.2）mm，女性（15.1~24.1）mm。

六、主动脉窦内径测量

（一）测量方法

在胸骨旁左心室长轴切面上，于主动脉窦膨出的最顶点处，测量收缩期主动脉窦部最宽处内径。

（二）正常参考值

男性（23.8~36.4）mm，女性（21.3~33.5）mm。

七、升主动脉与主动脉弓测量

(一)测量方法

在胸骨旁左心室长轴切面,于主动脉窦管结合部稍远处测量收缩期升主动脉内径。

在胸骨上窝主动脉长轴切面上,可见升主动脉、主动脉弓及降主动脉。在所显示的主动脉弓横部可测量主动脉弓内径。

(二)正常参考值

升主动脉内径:男性(20.4~35.0)mm,女性(19.0~32.8)mm。

主动脉弓内径:男性(17.1~31.7)mm,女性(16.4~29.8)mm。

八、主肺动脉测量

(一)测量方法

在胸骨旁右心室流出道切面上,可显示主肺动脉及左、右分支,距瓣环上方约 2cm 处测量收缩期主肺动脉内径,左、右分支在分叉处近端测量。

(二)正常参考值

主肺动脉内径:男性(15.2~26.2)mm,女性(14.3~26.1)mm。

左肺动脉内径:男性(6.0~19.4)mm,女性(7.5~16.9)mm。

右肺动脉内径:男性(7.6~17.4)mm,女性(7.0~16.8)mm。

九、下腔静脉内径测量

在剑突下下腔静脉长轴切面上,显示肝左叶纵切面及下腔静脉长轴切面,于下腔静脉入右心房前 1~2cm 处,呼气末测量下腔静脉内径,正常为 12~23mm。

第四节　多普勒超声心动图与定量评价

一、脉冲波多普勒

脉冲波多普勒可准确显示取样容积的深度、位置,但受奈奎斯特（Nyquist）极限取样极值限制，最大测量速度较低，为1.5~2.0m/s。

临床上脉冲波多普勒常用测量部位、频谱形态及正常值范围如下：

（一）二尖瓣口

1. 探查切面   通常选取心尖四腔心切面探测二尖瓣口血流频谱。

2. 测量方法   取样容积置于二尖瓣瓣尖，大小约3mm。声束方向尽量平行于血流方向，依据音频信号和频谱形态相应调整探头扫描方向，以获取最大血流峰值速度。

3. 频谱形态与时相   二尖瓣口血流频谱呈舒张期正向双峰窄带波形。正常二尖瓣舒张期血流为层流，频谱呈三角形尖峰，与基线间留有空窗。第一峰（E峰）较高，是心室舒张早期快速充盈所致；第二峰（A峰）较低，是舒张晚期心房收缩所致。出现显著心动过速时，E峰和A峰相互融合呈单峰。心动过缓时，则E峰和A峰之间出现无血流信号间隔，代表是舒张中期左心房、左心室间的等压期。

4. 主要测量指标与正常值范围   于二尖瓣瓣尖水平测量E峰、A峰峰值速度，获取E/A比值；测量E峰减速时间（EDT）；于二尖瓣瓣环水平测量A峰持续时间（Adur）（表2-1）。

表2-1   二尖瓣口舒张期血流频谱正常值

指标	年龄段/岁			
	16~20	21~40	41~60	>60
E/A	1.88±0.45 （0.98~2.78）	1.53±0.40 （0.73~2.33）	1.28±0.25 （0.78~1.78）	0.96±0.18 （0.6~1.32）
EDT/ms	142±19 （104~180）	166±14 （138~194）	181±19 （143~219）	200±29 （142~258）
Adur/ms	113±17 （79~147）	127±13 （101~153）	133±13 （107~159）	138±19 （100~176）

* 二尖瓣口血流频谱受年龄因素影响较大，故依据不同年龄组给出正常值：平均值 ± 标准差（括号内为95% 可信区间）

（二）三尖瓣口

1. 探查切面　通常选取心尖四腔心切面探查三尖瓣口血流频谱。

2. 测量方法　取样容积置于三尖瓣瓣尖,大小约 3mm。声束平行于室间隔,根据音频信号和频谱形态仔细调整探头方向,以获取最大血流峰值速度。

3. 频谱形态与时相　三尖瓣口舒张期血流频谱与二尖瓣相似,均为正向窄带双峰血流频谱。E、A 两峰存在,其幅度较二尖瓣低。E 波产生是由于右心室舒张时右心室压力低于右心房,右心室快速充盈所致。A 波较小,发生于心房收缩期。正常成人 E 峰常大于 A 峰,小儿 A 峰可大于 E 峰。吸气时,三尖瓣口血流速度加快,呼气时则减低。

4. 主要测量指标与正常值范围　于三尖瓣瓣尖水平测量 E 峰、A 峰的峰值速度及 E/A 比值。

成人三尖瓣口 E 峰流速正常值范围:35~73cm/s,A 峰流速正常值范围:21~58cm/s,E/A 比值正常值范围:0.8~2.1。

（三）主动脉瓣口

1. 探查切面　通常选取心尖五腔心切面、心尖左心室长轴切面探查主动脉瓣口血流频谱。

2. 测量方法　取样容积置于主动脉瓣上,恰好超过收缩期开放瓣叶的顶部位置。取样线尽量与血流方向平行。根据血流频谱和音频信号调整探头方向,以获取最大血流峰值速度。

3. 频谱形态与时相　收缩期主动脉瓣口血流频谱呈单峰负向窄带波形。左心室快速射血期,升主动脉内血流速度加速到最高,随后血流速度逐渐减低,血流频谱上升支陡峭,下降支圆钝,呈不对称三角形。

4. 主要测量指标与正常值范围　成人主动脉瓣口收缩期峰值流速正常值范围:70~170cm/s;儿童峰值流速正常值范围:120~180cm/s。

(四) 左心室流出道

1. 探查切面　通常选取心尖五腔心切面探查左心室流出道血流频谱。

2. 测量方法　取样容积置于主动脉瓣下左心室流出道侧,即主动脉瓣关闭平面的近心端,取样线尽量与血流方向平行。取样容积大小约 3mm,取样线稍向二尖瓣侧移动,置于主动脉瓣与二尖瓣之间,同时显示二尖瓣口舒张期频谱,可于此处测量左心室等容舒张期(IVRT)。

3. 频谱形态与时相　收缩期左心室流出道血流频谱为负向单峰窄带波形,呈不对称三角形。因收缩早期左心室收缩力强,致快速射血期血流速度急剧增加,频谱加速支陡峭,曲线顶端即为收缩早期最大射血速度。收缩中晚期,左心室收缩力减弱,射血缓慢,减速支较平缓。舒张期还可记录到辉度较弱的二尖瓣口正向双峰频谱。

4. 主要测量指标与正常值范围　成人左心室流出道收缩期流速较主动脉瓣口流速低,正常值范围:70~110cm/s。IVRT 正常值范围:50~100ms。因年龄和心率不同,IVRT 测值变异范围大。

(五) 右心室流出道

1. 探查切面　通常于胸骨旁短轴主动脉瓣水平或右心室流出道切面上,探查右心室流出道血流频谱。

2. 测量方法　取样容积置于肺动脉瓣下右心室流出道内,声束方向尽量与血流方向平行,根据音频信号和频谱形态仔细调整探头方向,以获取最大血流峰值速度。

3. 频谱形态与时相　收缩期右心室流出道血流频谱呈负向单峰窄带波形,其形态与左心室流出道血流频谱类似。不同之处在于其峰值速度稍低,射血周期更长,速度曲线更圆钝,峰值流速出现于收缩中期。其频谱形态显示与下游血管阻力有关。

4. 主要测量指标与正常值范围　右心室流出道收缩期峰值血流速度正常值范围:60~90cm/s。

（六）肺动脉瓣口

1. 探查切面　通常选取胸骨旁短轴主动脉瓣水平切面探查肺动脉瓣口血流频谱。

2. 测量方法　取样容积置于肺动脉瓣上的主肺动脉腔内1cm处，收缩期开放瓣叶的顶部位置。扫查声束尽量与血流方向一致。根据血流频谱和音频信号调整探头方向，以获取最大血流峰值速度。

3. 频谱形态与时相　肺动脉瓣口收缩期血流频谱呈负向窄带波形。频谱上升支与下降支近似于等腰三角形，上升支频带较窄，下降支频带较宽，与基线间有空窗。肺动脉血流速度亦受呼吸影响，吸气时流速加快，呼气时则减低。

4. 主要测量指标与正常值范围　成人肺动脉瓣口收缩期血流速度正常值范围：60~90cm/s，儿童血流速度正常值范围：50~105cm/s。

（七）肺静脉血流频谱

1. 探查切面　通常选取心尖四腔心切面探查肺静脉血流频谱，主要用于评价左心房的充盈。

2. 测量方法　取样容积置于右上肺静脉入口处。血流频谱波形因取样容积位置距肺静脉开口的距离不同可有所变化。肺静脉开口1cm之内，血流频谱信号强度高，波形最稳定。经食管超声心动图探查时则可选择任意肺静脉进行测量，左上肺静脉血流信号最为清晰。

3. 频谱形态与时相　肺静脉血流频谱呈三相波，第一峰发生于心室收缩期，心房显著充盈（S波），峰值速度较高。第二峰发生于心室舒张期（D波），峰值速度较低。因心房收缩出现短暂肺静脉逆流，于心电图P波后出现一较低振幅的负向波（Ar）。

4. 主要测量指标与正常值范围　肺静脉血流频谱主要测量指标与正常值范围见表2-2。

表 2-2　肺静脉口血流频谱正常值

指标	年龄段/岁			
	16~20	21~40	41~60	>60
PV S/D 比值	0.82±0.18 （0.46~1.18）	0.98±0.32 （0.34~1.62）	1.21±0.2 （0.81~1.61）	1.39±0.47 （0.45~2.33）
PV Ar/ （cm/s）	16±10 （1~36）	21±8 （5~37）	23±3 （17~29）	25±9 （11~39）
PV Ar 持续 时间/ms	66±39 （1~144）	96±33 （30~162）	112±15 （82~142）	113±30 （53~173）

＊由于肺静脉血流频谱也受年龄因素影响,故依据不同年龄组给出正常值:平均值±标准差(括号内为95%可信区间)

（八）上、下腔静脉血流频谱

1. 探查切面　用于观察右心房的充盈。探查上腔静脉血流频谱一般选取右锁骨上窝切面;探查下腔静脉血流频谱则选取剑突下四腔心、双心房切面。

2. 测量方法　取样容积分别置于上、下腔静脉入右心房前约 1cm 处的管腔内,可探及腔静脉血流频谱。

3. 频谱形态与时相　上、下腔静脉血流频谱形态类似,主要由前向 S 波、D 波及反向 AR 波和 VR 波组成。S 波是由于心室收缩期右心房压力迅速下降,血流加速所致;D 波是由于心室快速充盈期右心房血流迅速进入右心室所致;AR 则是由于右心房收缩造成上腔静脉内血流短暂逆向所致,VR 波为心室收缩波。上腔静脉血流速度测值受呼吸影响较大;吸气时,上腔静脉前向血流速度加快,呼气时相应减低;下腔静脉受腹压影响,前向血流随呼吸变化与上腔静脉相反。

4. 主要测量指标与正常值范围　正常腔静脉血流速度个体差异较大,影响因素较多,目前尚无统一标准。上腔静脉与下腔静脉流速相似。正常腔静脉血流速度较低,多在100cm/s 以下,其血流速度和内径均随呼吸呈规律性变化。正常人屏气时上腔静脉收缩期峰值流速范围:32~69cm/s,平均（46±8）cm/s;舒张期峰值流速正常值范围:6~45cm/s,平均

（27±8）cm/s。

（九）升主动脉血流频谱

1. 探查切面　通常选取心尖五腔心切面探查升主动脉血流频谱。

2. 测量方法　取样容积置于主动脉瓣上的升主动脉管腔中心,声束方向平行于血流方向,根据音频信号和频谱形态仔细调整探头方向,以获取最大血流速度。

3. 频谱形态与时相　升主动脉血流频谱呈收缩期窄带频谱。心尖五腔心切面上,主动脉瓣口血流频谱呈负向,胸骨上窝主动脉弓长轴切面上则为正向血流频谱。左心室快速射血期,升主动脉内血流速度迅速上升至峰值,随后血流速度逐渐减低,故血流频谱上升支陡峭,下降支圆钝,呈不对称三角形。

4. 主要测量指标与正常值范围　成人正常值范围:100~150cm/s,儿童正常值范围:120~180cm/s。

（十）降主动脉血流频谱

1. 探查切面　一般选取胸骨上窝主动脉弓长轴切面探查降主动脉的血流频谱。

2. 测量方法　取样容积置于近端胸降主动脉管腔中心,声束方向平行于血流方向,然后根据音频信号和频谱形态仔细调整探头方向,以获取最大血流速度。

3. 频谱形态与时相　降主动脉收缩期血流频谱与升主动脉血流频谱类似,呈负向空窗窄带波形。然而,胸降主动脉舒张期频谱表现为舒张早期少量低速逆流,舒张中期低速前向血流及舒张晚期的低速逆流或无血流,这与胸降主动脉血流阻力较大有关,频谱特点与外周动脉类似。

4. 主要测量指标与正常值范围　降主动脉收缩期血流速度正常值范围:70~160cm/s,平均（101±17）cm/s。

二、连续波多普勒

连续波多普勒换能器的晶片分为两部分,一部分晶片连续不断发射声波,另一部分晶片专司接收,以记录声束经过途径上的全部回声频移。此种方式能准确显示声束全程不同深度上的血流方向、速度,最大测速可高达 6~8m/s。

连续波多普勒主要应用于:①测量瓣膜狭窄处压力阶差;②反流速度及压力阶差;③心腔及大血管间分流速度及压力阶差;④人工瓣膜功能评价等。在各种先天性和后天性心脏病变中,压力阶差是定量狭窄程度的重要指标。连续波多普勒技术可准确测量狭窄处的压力阶差,临床上很大程度上取代了有创性心导管检查。

连续波多普勒主要缺点是无距离选通能力,不能分辨取样线上高速血流的具体位置。实际工作中,多是在二维彩色多普勒图像上,选择放置连续波多普勒取样线,帮助确定异常血流的位置。

三、彩色多普勒血流成像

彩色多普勒血流成像(CDFI)是对取样区内的血流多普勒频移信号进行彩色编码,以显示血流方向与速度。目前,CDFI 采用血流平均速度、速度方差和血流方向 3 个参数来反映血流的性质。血流方向用红色与蓝色表示,红色信号代表血流朝向探头流动,蓝色信号代表血流背离探头流动。彩色亮度即色彩饱和度,亦即明暗度,表示平均速度;绿色表示方差。

(一) 仪器调节

为清晰准确地显示血流信息,仪器模式有多种调节设置,主要控制键钮如下:

1. 彩色增益 彩色增益需适中,以微弱血流信号得以清晰显示且无明显噪声信号为标准。

2. 彩色抑制与滤波 二者功能相似,用于消除彩色血流信号中低速成分,以减少室壁等组织运动及噪声对血流彩色信号的干扰,提高彩色图像清晰度。

3. 速度范围 速度范围或标尺设定须与被检测血流速

度相匹配,对高速血流如速度标尺设定偏低,易出现彩色信号混叠;低速血流如速度标尺设定偏高,则血流可能显示不完全或不显示。

4. 彩色基线 当彩色多普勒信号出现色彩倒错时,除通过改变速度范围即脉冲重复频率的方法加以改善外,还可上下移动彩色多普勒基线,借以消除或减轻色彩倒错。

5. 取样框大小 彩色多普勒成像时,可调节取样框大小。结合调整二维切面扫描角度与调节彩色取样框大小,可提高图像帧频,改善二维与彩色图像质量。

(二)彩色多普勒血流成像观测与分析

1. 成像 检查过程中,应先清晰显示二维图像,正确显示与识别各解剖结构回声,判明每一液性暗区所代表的腔室与血管断面,再启动彩色成像模式,观测各区域的血流状态。取样框放置时,应尽量减小声束与血流方向之间的夹角,夹角应当小于20°。

2. 血流时相 依据同步显示的心电图,可分析心动周期中的血流时相。M型彩色多普勒血流成像具有极高时间分辨率,有助于精确分析反流与分流血流束的时相变化。

3. 彩色类型 血流方向朝向探头,回声频率增加,频移为正值,以红色表示。血流方向背离探头,回声频率降低,频移为负值,以蓝色表示。如有涡流或湍流形成,则血流方向复杂且随时间不断变化,显示为红蓝交错、五色镶嵌的图像。

4. 辉度强弱 多普勒频移信号进行彩色编码时,除以红、蓝色表示方向之外,还以彩色的明暗程度即辉度级别代表血流速度。色彩暗淡者示血流速度低,色彩鲜亮者示血流速度快。

5. 轨迹范围 CDFI可显示血流束的起始与终止部位,以及血流束宽度与流向等,有助于临床上对异常血流的分析与判断。

四、组织多普勒成像

组织多普勒成像(TDI)技术是将心肌运动产生的低频多普勒频移信号,以彩色编码或频谱形式实时显示,用以反映心肌运动的方向与速度。

(一) 成像模式

1. 脉冲多普勒组织速度成像　多普勒组织速度成像时,横轴代表时间,纵轴代表多普勒频移,表示组织运动速度。振幅转换为灰阶强度。频谱在某一时间点的高度代表取样区内所有组织运动速度的瞬时空间分布。因此,可从频谱图上测量每一取样区内心肌组织运动的瞬时最高速度、瞬时最低速度和瞬时平均速度。

2. 彩色多普勒组织速度成像　彩色多普勒组织速度成像时,组织运动速度依其速度快慢被编码为不同的颜色,将组织运动的二维彩色多普勒信号重叠到二维灰阶图像上,形成二维彩色多普勒组织速度成像图。朝向探头的运动速度高低,通常自暗红色至明黄色进行编码,代表低速到高速分布。背离探头的运动速度则以深蓝色代表低速度,明青色代表高速度。

3. 定量组织速度成像　每帧二维彩色多普勒组织速度图像中,均含有心肌运动的速度信息。对每帧图像中不同心肌节段的速度信息进行采样提取,以时间-速度曲线方式显示,即为定量组织速度成像曲线。曲线的纵轴代表速度,横轴代表时间。

(二) 正常室壁节段运动速度

正常心脏同步运动表现为心肌向心性收缩,其重心位于心底至心尖连线约下 1/3 处。心尖切面在组织多普勒图像上,心肌运动速度自基底向心尖方向逐渐递减,心尖部心肌运动方向则与其他部位相反。

正常左心室壁各节段收缩期平均峰值速度:基底段 5~8cm/s;中间段 3~7cm/s;心尖段 2~5cm/s。舒张早期平均峰值速度:基底段 6~10cm/s;中间段 4~9cm/s;心尖段 2~6cm/s。舒张晚期平均峰值速度：基底段 3~7cm/s；中间段 2~6cm/s；心尖段 1~4cm/s。

第五节　左心室收缩功能评价

左心室收缩功能是指心脏将血液泵入主动脉内的能力，是超声心动图检查的重要内容。超声评估左心室收缩功能包括整体收缩功能和局部收缩功能。

一、左心室整体收缩功能评价

超声心动图评价左心室整体收缩功能的常用参数有：

1. 每搏量（SV）　定量评价左心室泵血功能的重要指标，是左心室前负荷、后负荷和心肌收缩力综合作用的结果。SV=舒张末左心室容积（EDV）– 收缩末左心室容积（ESV），还可衍生出以下指标：心排血量（CO），CO=SV× 心率，即每分钟左心室排出的血流量；心搏指数（SI）即 SV 与体表面积的比值；心排血指数（CI）即 CO 与体表面积的比值，有利于不同个体间的比较。每搏量的正常值为男性 33~78ml，女性 29~63ml。

2. 射血分数（EF）　为 SV 与 EDV 比值，EF=SV/EDV× 100%。EF 是反映左心室收缩功能的可靠指标，准确性较高、重复性较好、应用最为广泛。测量 EF 方法的选择，无节段性室壁运动异常时可采用 M 型超声，节段性室壁运动异常及心室发生明显变形时采用二维 Simpson 方法或三维超声。EF 的正常值为男性 53%~76%，女性 53%~77%。

3. 左心室内径缩短率（FS）　反映收缩末左心室内径（Ds）相对舒张末左心室内径（Dd）在心动周期中的缩小程度，FS=（Dd–Ds）/Dd×100%。FS 正常值≥25%。

4. 二尖瓣环收缩期峰值速度　将组织多普勒取样容积置于二尖瓣环室间隔及左心室侧壁的位置，测量收缩期峰值速度（s'），s' 的大小与左心室 EF 具有较高的一致性。s' 正常值 >5cm/s。

5. 整体纵向应变(GLS)　GLS 是采用二维斑点追踪技术,在 3 个心尖标准切面上测量,直接反映心肌纵向形变能力。GLS 可更加早期敏感反映心肌收缩功能,因而对于评价亚临床心功能减低优于 EF,目前建议 GLS 正常参考值≤-20%。

6. 二尖瓣环位移(MAPSE)　通过测量收缩末期二尖瓣环向心尖部移动的距离,反映左心室纵向收缩功能。MAPSE 可通过 M 型或二维斑点追踪技术测得,由于其测量只需关注二尖瓣环位点和心尖,因而不易受图像质量的影响。在图像质量差无法清晰显示心内膜时,MAPSE 可作为评价左心室收缩功能的有效补充参数。

二、左心室节段收缩功能评价

左心室节段心肌收缩功能评价主要用于定量分析冠状动脉粥样硬化性心脏病患者左心室节段性室壁运动异常,尤其评价冠状动脉粥样硬化性心脏病溶栓治疗、冠状动脉介入治疗和冠状动脉搭桥手术前、后心肌运动的变化情况;也可用于心脏再同步化治疗(CRT)术前筛选和术后效果评价。评价左心室局部收缩功能的常用参数有:

1. 室壁运动记分指数(wall motion score index,WMSI)　采用目测法,根据室壁运动进行半定量分析:运动正常或增强记 1 分,运动减弱记 2 分,不运动记 3 分,矛盾运动记 4 分,将各节段的分数相加并除以节段数,即得 WMSI。WMSI=1,表明左心室收缩功能正常;WMSI>1,表明左心室局部心肌收缩功能减低。

2. 心肌节段应变及应变率　能真实反映局部心肌运动,可作为评价局部心肌收缩功能的指标,同时还可评价左心室各节段收缩同步性。

三、超声报告结论须涵盖的内容

1. 左心房、左心室大小,左心室壁厚度及运动幅度,左心室整体收缩功能。

2. 对一些特殊病例,报告 s'、GLS 及左心室局部收缩功能。

第六节　左心室舒张功能评价

约 50% 患者在左心室收缩功能出现障碍前,舒张功能已经出现减低,尤其是肥厚型心肌病、高血压心脏病、缩窄性心包炎等,因此评价舒张功能及左心室充盈压在鉴别呼吸困难的病因中发挥重要作用,已成为超声检查中不可缺少的内容。

一、左心室整体舒张功能评价

1. 舒张期二尖瓣流入道血流频谱(E 峰和 A 峰)　检测方法:于心尖四腔心切面,将频谱多普勒的取样点置于二尖瓣瓣尖处,获取舒张期二尖瓣频谱。测量舒张早期 E 峰及舒张晚期 A 峰峰值、EDT(E 峰减速时间),计算 E/A 值(图 2-25)。E/A 值用于确定左心室舒张功能受损的类型,EDT 缩短提示左心室舒张末压升高。

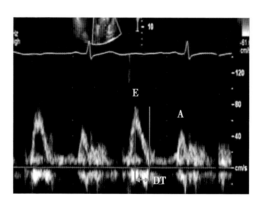

图 2-25　示 EDT 测量方法

2. 肺静脉血流频谱(S、D、Ar)　检测方法:于心尖四腔心切面,将频谱多普勒的取样点置于肺静脉内深度 1~2cm 处。测量收缩期 S 峰、舒张期 D 峰和舒张晚期 Ar 峰峰值,S/D 比值,

Ar 峰持续时间,Ar 峰与二尖瓣 A 峰的时间差(Ar-A)(图 2-26)。
S/D 值 <1 及 Ar-A>30ms 提示左心房压升高。

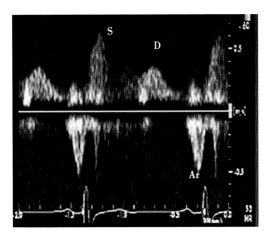

图 2-26　肺静脉频谱

3. 组织多普勒舒张早期二尖瓣瓣环峰值速度(e') 检测
方法:于心尖四腔心切面,组织多普勒取样容积 5~10mm,将频
谱多普勒的取样点置于二尖瓣瓣环(间隔及侧壁)处,获取频
谱。测量舒张早期 e' 峰值,取平均值并计算二尖瓣口血流 E
峰与其比值,即 E/e'。

e'(侧壁)<10cm/s 或(室间隔)<7cm/s 提示心肌松弛受损;
E/e'(平均)<8 提示左心室充盈压正常,E/e'(平均)>14 提示左
心室充盈压升高。E/e' 评价重度瓣环钙化、二尖瓣疾病、节段
性室壁运动异常及缩窄性心包炎患者时准确性较低。

4. 左心房最大容积指数(LAVI) 测量方法:取心尖四腔
心和两腔心切面、二尖瓣开放前 1~2 帧,保持心房长径及横径
最大,测量左心房容积(避开左心耳及肺静脉),并用体表面积
进行校正。LAVI 可反映左心室充盈压的变化。

5. 三尖瓣反流峰值速度(TRVmax) 测量方法:取胸骨
旁主动脉根部短轴或心尖四腔心切面,采用连续波多普勒测
量三尖瓣反流峰值速度,TRVmax 可评估肺动脉收缩压,且与

无创测量的左心房压有显著相关性。

6. 左心室舒张功能评估流程　左心室舒张功能异常分为轻度或Ⅰ级(松弛受损型)、中度或者Ⅱ级(假性正常化)、重度(限制性充盈)或Ⅲ级。左心室舒张功能不全的评价参数和舒张功能分级如下：

(1) 左心室射血分数(LVEF)正常者:有 4 个参数及其截点值用于评价左心室舒张功能:①舒张早期二尖瓣瓣环峰值速度(e',室间隔 e'<7cm/s 或侧壁 e'>10cm/s);②平均 E/e'>14;③左心房容积指数 >34ml/m²;④三尖瓣反流峰值速度 >2.8m/s。

若两项以下的参数符合上述指标(即 <50% 阳性),则舒张功能正常;若两项以上的参数符合上述指标(即 >50% 阳性),则舒张功能不全;如两项参数符合上述指标(即 50% 阳性),则不能确定是否有舒张功能异常。在这种情况下,如果斑点追踪技术得出的左心室整体纵向应变(GLS)降低,常提示舒张功能异常(图 2-27)。

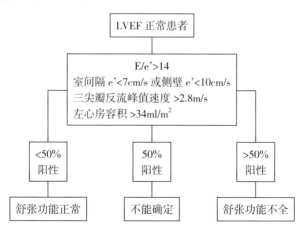

图 2-27　LVEF 正常者左心室舒张功能评价步骤

(2) 左心室射血分数(LVEF)降低者和 LVEF 正常的心肌病变者

1) 如果二尖瓣口血流频谱 E/A≤0.8,且 E≤50cm/s,表明左心房压正常或较低,左心室舒张功能不全Ⅰ级。

2）如果二尖瓣血流频谱 E/A≥2,表明左心房压增高,左心室舒张功能不全Ⅲ级。

3）如果二尖瓣血流图 E/A≤0.8 且 E>50cm/s,或者 E/A>0.8 但 <2 时,则需要其他 3 个参数进行评估:平均 E/e'>14、左心房容积指数 >34ml/m²、三尖瓣反流峰值速度 >2.8m/s。①若其中 2 个或 3 个参数阳性,提示左心房压增高,左心室舒张功能不全Ⅱ级。②若其中 2 个或 3 个参数阴性,提示左心房压正常,左心室舒张功能不全Ⅰ级。③如果 3 个参数只能获得其中 2 个,若 2 个参数均阳性,提示左心房压增高,左心室舒张功能不全Ⅱ级;若 2 个参数均阴性,提示左心房压正常,左心室舒张功能不全Ⅰ级;若 1 个参数阳性 1 个参数阴性,则无法判断舒张功能不全级别(图 2-28)。

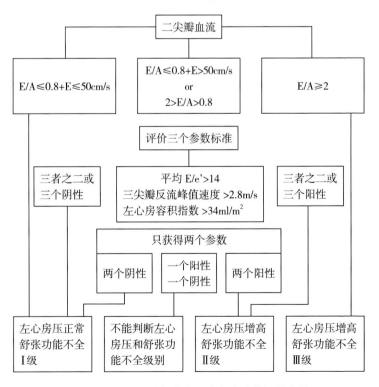

图 2-28　LVEF 降低者左心室舒张功能评价步骤

二、超声报告结论须涵盖的内容

1. 左心房大小,舒张功能是否异常。
2. 舒张功能异常分级　Ⅰ级、Ⅱ级、Ⅲ级。

第七节　右心室功能评价

右心室几何形态不规则、解剖结构复杂,其流入道部、流出道部及小梁部处于不同空间平面,故传统的左心室功能测量方法并不适用于右心室。除此之外,右心室形态及功能随其前后负荷发生变化,所以准确测量其功能相对困难。近年来,随着组织多普勒成像技术、斑点追踪成像技术及实时三维超声心动图技术的临床应用,使右心室功能评价成为可能。

一、右心室收缩功能评价

1. 三尖瓣环收缩期位移(TAPSE)　反映右心室纵向收缩功能。

(1)检测方法:于心尖四腔心切面,M型取样线置于游离壁三尖瓣环,测量瓣环在收缩期纵向位移的峰值距离。

(2)参考正常值:TAPSE<17mm 提示右心室收缩功能不全。

(3)注意事项:TAPSE 假设能使用单一节段位移来代表一个复杂三维结构的功能,某些疾病状态下或存在右心室节段性室壁运动异常时,TAPSE 准确性会降低。此外,TAPSE 具有角度依赖性和负荷依赖性。

2. 组织多普勒测量侧壁三尖瓣环收缩期峰值速度(s')易测量,有较好的重复性。

(1)检测方法:于聚焦右心室的心尖四腔心切面,组织多普勒模式下,脉冲波多普勒取样容积置于三尖瓣环侧壁侧,测量收缩期峰值速度。

(2)参考正常值:s'<9.5cm/s 提示右心室收缩功能不全。

(3)注意事项:取样时注意三尖瓣环运动方向与多普勒

取样线保持平行,以减少误差。此外,s' 不能完全代表整个右心室功能。

3. 右心室面积变化分数(RV FAC)

(1)检测方法:RV FAC=(舒张末期面积−收缩末期面积)/舒张末期面积 ×100%。

(2)参考正常值:FAC<35% 提示右心室收缩功能不全。

(3)注意事项:需保证舒张期和收缩期均可显示完整右心室。

二、右心室舒张功能评价

右心室舒张功能的评估包括:三尖瓣口血流多普勒频谱、三尖瓣侧壁瓣环组织多普勒频谱、肝静脉多普勒频谱及下腔静脉的内径与塌陷。推荐使用 E/A 比值、E 峰减速时间、E/e' 比值和右心房大小,对右心室舒张功能进行评价。其前提条件是患者无严重的三尖瓣反流,在安静状态,呼气末获取这些参数,或者取连续 5 个心动周期的平均值(表 2-3)。

右心室舒张功能的分级:三尖瓣 E/A<0.8 提示右心室松弛功能受损;E/A 比值在 0.8~2.1 之间,伴有 E/e'>6,或肝静脉明显的舒张期血流,提示右心室舒张功能中度受损(假性正常化);E/A>2.1 伴有 E 峰减速时间 <120ms,提示右心室限制性充盈障碍。

表 2-3   右心室功能推荐的评价参数

参数	异常值
收缩功能	
三尖瓣环收缩期位移	<17mm
组织多普勒侧壁三尖瓣环收缩期峰值速度	<9.5cm/s
面积变化分数	<35%
舒张功能	
E/A(三尖瓣 E 峰与 A 峰比值)	<0.8 或 >2.1
E/e'(三尖瓣 E 峰与组织多普勒 E' 峰比值)	>6
减速时间	<120ms

三、评估右心室功能的新技术

1. 二维斑点追踪超声心动图（STE） 右心室峰值收缩纵向应变和应变率在聚焦右心室的心尖四腔心切面上进行评估,四腔心右心室整体纵向应变 >–18%,右心室游离壁整体纵向应变 >–20% 提示右心室收缩功能下降。

2. 三维容积超声 三维超声心动图能充分显示右心室复杂的解剖结构及收缩模式,是一种很有潜力的右心室评估技术。当纵向收缩功能受损时,应优先评估右心室整体容积及射血分数（RVEF）。推荐将 45% 作为 RVEF 下限值,RVEF 小于 45% 被认为右心室收缩功能异常。

四、超声报告结论须涵盖的内容

1. 右心室大小,右心室壁厚度,右心室收缩功能。
2. 肺动脉收缩压（PASP）。
3. 对一些特殊病例,报告右心室舒张功能。

第八节 心房功能评价

心房在心动周期中作为血液储存器、管道及助力泵,在心室被动及主动充盈中发挥关键作用。心室收缩期,心房接受来自肺静脉或腔静脉回流的血液,称为储器功能;心室舒张早期,血液通过房室瓣由心房进入心室,称为管道功能;心室舒张晚期,心房主动收缩使心室进一步充盈,称为泵功能,在房颤患者中,泵功能消失。超声心动图为测量心房的大小、容积及功能提供了可靠方法。

一、左心房大小测量

1. 左心房内径 详见第二章第三节。
2. 左心房容积
（1）二维超声心动图:应采用双平面法,即收缩末期在心尖四腔心切面和两腔心切面上标测左心房内膜边界,通过改良的 Simpson 模型测量左心房容积。左心房的大小与体格差异有关,因此指南推荐用体表面积(BSA)标化左心房容积计算左心房容积指数(LAVI=LAV/BSA),其正常值上限为 34ml/m^2。

(2)三维超声心动图:在心尖切面获得包含左心房的三维全容积图像,通过描记三维图像左心房内膜边界获得左心房容积。与二维超声心动图相比,三维超声获得的左心房容积与 CT 和 CMR(心脏磁共振)的相关性更高,但三维测得的左心房容积比二维更大,目前尚缺乏正常值范围。

二、左心房功能测量

左心房即左心房的储存、管道及泵功能,主要采用容积变化率或应变评价。

1. 左心房容积评估左心房功能

(1)首先通过二维超声心动图获得:①左心室收缩末期左心房容积,即左心房最大容积(LAV$_{max}$),②左心室舒张末期左心房容积,即左心房最小容积(LAV$_{min}$),③左心房主动脉收缩排空前的起始点对应的容积,左心房主动收缩前容积(LAVp)。

(2)左心房功能可通过如下公式计算:

左心房总排空分数(LAEF)=(LAV$_{max}$−LAV$_{min}$)/LAV$_{max}$,反映左心房储存功能;

左心房被动排空分数(LAPEF)=(LAV$_{max}$−LAVp)/LAV$_{max}$,反映左心房管道功能;

左心房主动排空分数(LAAEF)=(LAVp−LAV$_{min}$)/LAVp,反映左心房泵功能。

有研究提出 LAEF、LAPEF 及 LAAEF 的正常值下限分别为 48.7%、21.6%、24.2%。

2. 左心房应变评估左心房功能　二维斑点追踪技术可以测量左心房应变,即左心房心肌在心动周期中长度的变化,可以反映心房心肌的功能。左心房应变可采用单一心尖四腔心切面应变值或心尖四腔心与两腔心切面应变值的平均值。包括储器阶段应变(LASr)、管道阶段应变(LAScd)、泵阶段应变(LASct)。

有研究提出 LASr、LAScd 及 LASct 的正常值下限分别为 39%、-23%、-17%。

当发生心律失常时,管道和泵阶段应变无法测量,仅可获得储器阶段应变。

三、右心房测量

右心房内径测量详见第二章第三节。

在评估右心房大小时,容积测量比径线测量更准确,但目前尚缺乏右心房容积的正常参考区间。

在评估右心房功能时,可采用类似左心房功能的评价方法,但目前亦缺乏正常参考值。

四、超声报告结论须涵盖的内容

1. 左心房前后径、长径、横径,左心房容积或容积指数。
2. 右心房长径、横径。

第九节　肺动脉压力评估

肺动脉高压(pulmonary hypertension,PH)是由不同病因引起的、以肺动脉压力和肺血管阻力升高为特征的一组病理生理综合征,基本的病理生理改变为血管收缩与重构,主要指肺小血管的增殖、重塑。PH 可以单独存在,也可以是许多疾病进程中的一个并发症,缺乏特异性的临床症状,早期可无自觉症状或仅出现原发疾病的临床表现,随肺动脉压力升高可出现如劳力性呼吸困难、胸痛、晕厥等,严重者导致右心衰竭,可见颈静脉怒张、肝大、下肢水肿、心输出量降低。

正常肺动脉收缩压为 18~25mmHg,平均压为 12~16mmHg,舒张压为 6~10mmHg。肺动脉高压目前公认的诊断标准为:静息状态肺动脉平均动脉压高于 25mmHg,收缩压高于 30mmHg,舒张压高于 15mmHg。

一、适应证

超声是目前公认的早期筛查 PH 的检查手段,需要操作者在行常规超声检查时对适应证,尤其是病因、病史有充分的认识和警惕,避免漏诊。按照目前公认的 PH 五大分类,具有对应的病因、病史者均为超声检查适应证。

1. 动脉性肺动脉高压

(1)特发性肺动脉高压。

(2)遗传性肺动脉高压。

(3)药物和毒物相关性肺动脉高压。

(4)疾病相关的肺动脉高压,包括结缔组织病、HIV(人类免疫缺陷病毒)感染、门静脉高压、先天性心脏病、血吸虫病等。

(5)对钙通道阻滞剂长期有效的肺动脉高压。

(6)具有明显肺静脉/肺毛细血管受累(肺静脉闭塞病/肺毛细血管瘤病)的肺动脉高压。

(7)新生儿持续性肺动脉高压。

2. 左心疾病所致肺动脉高压

(1)射血分数保留的心力衰竭。

(2)射血分数降低的心力衰竭。

(3)瓣膜性心脏病。

(4)导致毛细血管后肺动脉高压的先天性/获得性心血管病。

3. 肺部疾病和/或低氧所致肺动脉高压

(1)阻塞性肺疾病。

(2)限制性肺疾病。

(3)其他阻塞性和限制性并存的肺疾病。

(4)非肺部疾病导致的低氧血症。

(5)肺发育障碍性疾病。

4. 慢性血栓栓塞性肺动脉高压和/或其他肺动脉阻塞性病变所致肺动脉高压

（1）慢性血栓栓塞性肺动脉高压。

（2）其他肺动脉阻塞性疾病:肺动脉肉瘤或血管肉瘤等恶性肿瘤、肺血管炎、先天性肺动脉狭窄、寄生虫(包虫病)。

5. 未明确和/或多因素所致肺动脉高压

（1）血液系统疾病(如慢性溶血性贫血、骨髓增殖性疾病)。

（2）系统性和代谢性疾病(如结节病、戈谢病、糖原贮积症)。

（3）复杂性先天性心脏病。

（4）其他(如纤维性纵隔炎)。

二、超声心动图检查要点

1. 常用切面　胸骨旁左心室长轴切面,左心室短轴切面,肺动脉主干及分支切面,右心室流入道和流出道长轴切面,胸骨旁、心尖及剑下四腔心切面,剑突下下腔静脉长轴切面,锁骨上窝上腔静脉长轴切面。

2. 检查内容

（1）右心房、右心室大小,右心室壁厚度,右心室壁运动幅度,三尖瓣环收缩期位移,右心室面积变化分数等。

（2）右心室流出道形态、血流,判断有无流出道梗阻。

（3）室间隔形态、运动幅度。

（4）肺动脉内径(主干及左、右肺动脉),CDFI 观察肺动脉正向血流、反流情况;重点观察肺动脉血流频谱,观察有无峰值前移及收缩中期切迹,测量肺动脉射血前期(PEP)时间、射血时间(ET)、加速时间(AT)等参数;测量肺动脉瓣反流早期和晚期流速压差。

（5）三尖瓣正向血流及反流情况,测量三尖瓣反流峰值流速及压差。

（6）如有心内分流,测量分流速度、压差。

（7）观察下腔静脉,测量内径及随呼吸变化率。

（8）观察上腔静脉,记录上腔静脉频谱。

三、肺动脉压力评估方法

1. M超　大血管短轴切面显示肺动脉长轴,瓣环水平取肺动脉瓣活动曲线,a波变浅或消失,ef段平坦,收缩中期出现提前关闭从而出现"W"形波,严重者呈深"V"形。

2. 二维超声,提示有可能存在肺动脉高压。

（1）右心房、右心室扩大。

（2）右心室壁增厚。

（3）左心室短轴切面显示室间隔运动平直,肺动脉高压严重时左心室呈"D"形。

（4）肺动脉内径增宽。

3. 多普勒超声

（1）通过三尖瓣反流峰值速度估算肺动脉压力:根据三尖瓣反流峰值速度(V),通过简化伯努利方程$\triangle P=4V^2$,计算出右心房室间压力阶差,加上右心房压,在没有右心室流出道狭窄情况下,肺动脉收缩压 $=\triangle P+$ 右心房压。较准确地判断右心房压可根据下腔静脉内径随呼吸变化率,见表2-4。

表2-4　根据下腔静脉内径随呼吸变化判断右心房压

下腔静脉内径	内径随呼吸变化率	估计右心房压
≤2.1cm	塌陷率 >50%	0~5mmHg
≤2.1cm	塌陷率 <50%	5~10mmHg
>2.1cm	塌陷率 >50%	5~10mmHg
>2.1cm	塌陷率 <50%	10~20mmHg

在临床应用中通常根据右心房大小快速估算右心房压力:大小正常时约 5mmHg,轻至中度增大时约 10mmHg,重度增大时约 15mmHg。

2022 年欧洲心脏病学会及呼吸学会(ESC/ERS)《肺动脉高压诊断和治疗指南》推荐超声心动图诊断肺动脉高压

（PH）标准：

1）如果三尖瓣反流速度≤2.8m/s，并且不存在提示 PH 的其他超声征象，则 PH 可能性较小。

2）如果三尖瓣反流射流速度≤2.8m/s，且存在提示 PH 的其他超声征象；或三尖瓣反流射流速度在 2.9~3.4m/s，不存在提示 PH 的其他超声征象；可疑诊 PH。

3）如果三尖瓣反流射流速度在 2.9~3.4m/s，且存在提示 PH 的其他超声征象；或三尖瓣反流射流速度 >3.4m/s，无论是否存在提示 PH 的其他超声征象；则 PH 可能性较大。

提示 PH 的其他超声心动图征象见表 2-5。

表 2-5　提示 PH 的其他超声心动图征象

A：心室	B：肺动脉	C：下腔静脉和右心房
右心室/左心室基底段横径比 >1.0	多普勒右心室流出道加速时间 <105ms，和/或收缩中期切迹	下腔静脉直径 >21mm 伴吸气时塌陷减低（深吸气时塌陷率 <50% 或平静呼吸时塌陷率 <20%）
室间隔扁平（收缩期和/或舒张期左心室偏心指数 >1.1）	舒张早期肺动脉反流速度 >2.2m/s	收缩末期右心房面积 >18cm^2
TAPSE/SPAP 比 <0.55mm/mmHg	主肺动脉直径 > 主动脉根部直径和/或主肺动脉直径 >25mm	

注：至少分别满足 A、B、C 三类指标中的两项，方可说明存在提示 PH 的其他超声心动图征象

（2）通过肺动脉收缩期血流速度频谱变化评估肺动脉压力：PH 时，肺动脉收缩期频谱形态发生改变，如峰值前移、下降支顿挫（收缩中期切迹）等。射血前期（PEP，心电图 Q 波起始点至肺动脉收缩期血流频谱起始点之间的间期）时间延长，射血时间（ET）变短，加速时间（AT）缩短，可采用 PEP/AT、AT/ET，也可单独采用 AT 评价 PH，正常成人 AT 为

（124.1±18.5）ms;<100ms 提示 PH。右心室射血前期与加速时间比值（PEP/AT）被认为是评价 PH 较好的指标,正常成人 PEP/AT<1.1,PEP/AT>1.1 提示 PH。

（3）根据心内外分流评估肺动脉压力

1）室间隔缺损(室缺)时通过室缺的分流速度来计算右心室收缩压:没有右心室流出道狭窄时,右心室收缩压等于肺动脉收缩压。左心室收缩压或主动脉收缩压以肱动脉收缩压为准。

左心室收缩压–室缺分流的压力阶差 = 右心室收缩压

2）动脉导管未闭时计算肺动脉收缩压

主动脉收缩压–导管分流的收缩期压力阶差 = 肺动脉收缩压

主动脉舒张压–导管分流的舒张末期压力阶差 = 肺动脉舒张压

（4）肺动脉舒张压的评估:测量舒张晚期肺动脉反流峰值速度,转化为舒张期瞬时压差,加上右心室舒张末压,右心室舒张末压 = 右心房压,因此肺动脉舒张压 = 舒张晚期肺动脉反流峰值压差 + 右心房压。有作者认为根据肺动脉舒张早期峰值流速计算的压力与肺动脉平均压相关,根据舒张晚期峰值流速计算的压力与肺动脉舒张压相关。

（5）肺动脉平均压的评估:应用估算的肺动脉收缩压和舒张压,可以通过公式计算出肺动脉平均压:

肺动脉平均压 =1/3 收缩压 +2/3 舒张压

也可以应用舒张早期肺动脉反流峰值速度,推算肺动脉平均压 – 舒张早期肺动脉反流峰值压差 + 右心房压。

需要注意的是,通过超声检查技术测量的肺动脉压力,均为估算出来的半定量指标。应用时,主要推荐通过三尖瓣反流及肺动脉血流频谱估测肺动脉压的方法,同时必须结合其他支持肺动脉高压的二维及其他频谱多普勒的表现。每种检测指标均有一定的局限性,要结合临床综合分析,多种方法相互印证,才能得出较准确的结果。

四、超声报告结论涵盖的内容

1. 主要疾病诊断　如：先天性心脏病/肺源性心脏病/瓣膜病/心肌病等。

2. 心腔大小、三尖瓣和肺动脉瓣反流的各项测量参数。

3. 提示肺动脉高压的可能性高低，鉴于超声仅为肺动脉压力的估测方法，无法提供准确的压力数据，仅在超声描述中提供估测的压力参数即可，不建议在结论中对肺动脉高压的程度进行分级。

4. 右心室收缩功能的评估。

第三章 经食管超声心动图

食管紧邻心脏和大血管,避开了胸骨、肋骨及肺组织的干扰,是心脏超声检查的极好声窗。相对于经胸超声心动图,经食管超声心动图(TEE)对某些特殊心血管病变的诊断,以及部分心外科和心脏介入术中的引导监测能提供更多、更准确的信息,现已经成为心血管影像诊断中不可或缺的一项诊断技术。

第一节 适应证和禁忌证

一、适应证

1. 需要做心脏超声检查,但经胸超声心动图因声窗差(肺气肿、过度肥胖、胸廓畸形、使用呼吸机),限制性体位(胸部或脊柱创伤、胸部术后等不能或不宜左侧卧位)而不能完成检查或检查结果不满意者。

2. 经胸超声心动图难以明确显示某些心血管结构或病变,而经食管超声心动图有助明确诊断者。例如,心房颤动或心房扑动排除左心耳血栓、人工瓣膜置换后的瓣膜功能评估或可疑瓣周漏、胸主动脉病变、高位或低位房间隔缺损等。

3. 经胸超声心动图对某些病变的诊断率明显低于经食管超声心动图,可疑存在病变而经胸超声心动图又难以明确者。例如,感染性心内膜炎(如菌血症,尤其是葡萄球菌与真菌血症)合并赘生物形成、置入心内装置持续发热的患者、可疑瓣周脓肿、上腔静脉血栓或占位、卵圆孔未闭、Lambl's赘生物、二尖瓣或主动脉瓣机械瓣置换术后怀疑瓣周漏等。

4. 某些需要超声心动图引导监测的经导管心脏介入治疗。例如,房间隔/室间隔缺损封堵、卵圆孔未闭封堵、主动脉窦瘤破裂封堵、左心耳封堵、瓣周漏封堵、二尖瓣狭窄球囊扩张、经导管瓣膜修复/置换术、肥厚型心肌病化学消融术、心律失常射频消融术等。

5. 某些需要超声心动图监测的心外科或非心脏外科手术。例如,瓣膜修复或置换、主动脉夹层、肥厚型心肌病室间隔切除、先天性心脏病术前及术后评估、冠状动脉搭桥术的心功能监测,以及存在心血管事件高发风险的非心脏外科手术如肺移植。

6. 某些经胸超声心动图未能明确诊断而经食管超声可能改变治疗决策和预后的心血管急重症或疑难症。如可疑主动脉夹层或破裂、低心排血量综合征、心胸外伤、机械瓣卡瓣、无顶冠状静脉窦,不明原因高热、不明原因脑卒中确定其栓子来源是否为心源性者。

7. 重症监护病房需要床旁超声心动图检查,但由于受到气管插管、限制性体位、胸部外科术后或胸部创伤,胸部声窗暂不可用,特别是当血流动力学不稳定需要超声心动图明确诊断者。

二、禁忌证

1. **绝对禁忌证**　先天性上消化道疾病;食管肿瘤、憩室、狭窄、穿孔/撕裂、静脉曲张;上消化道活动性出血;有症状的食管裂孔疝;咽部脓肿;近期消化道手术史。

2. **相对禁忌证**　颈/胸部放疗史;近期上消化道出血史;Barrett食管;吞咽困难;严重颈椎病变(炎症、活动困难);凝血功能异常;血小板减少症;活动性食管炎症;活动性消化道溃疡;咽喉部急性炎症;癫痫/哮喘发作史;严重心/肺功能不全;

严重高血压;全身状况明显衰弱;巨大主动脉瘤;心律失常;主动脉夹层伴剧烈胸痛者;麻醉药物过敏。

第二节　术　前　准　备

一、检查设备及用品

具备经食管超声心动图检查性能的超声仪;已清洗消毒并确认无破损漏电的经食管超声探头;局部麻醉药品(喷雾剂或含服用凝胶,如 1% 丁卡因或 2% 利多卡因);保护探头用牙垫;盛接口腔分泌物的弯盘/纸垫;无菌耦合剂;手套。

二、监护抢救设备及用品

心电监护(一般超声检查仪自带,检查前连接显示信号正常);血压表;血氧监护(指夹式血氧仪);吸引器(或配有橡皮管的大号注射器);吸氧设备(中心给氧/或氧气袋);急救车(常规急救药品和气管插管用具);除颤器。

三、患者的准备

禁食 6 小时以上,禁水 3 小时以上;向患者交代操作程序和注意事项并由本人签署知情同意书(特殊情况及小儿可由亲属签字);检查前摘下假牙或牙套;常规咽部局部麻醉;小儿患者需要麻醉医师和护士的辅助配合方能完成检查。

四、术者的准备

充分了解患者病史和检查主要目的,明确重点观测内容,把握好适应证。亲自询问患者是否存在禁忌证;向患者告知检查的必要性和相关风险,交代操作程序和术中需配合事项(应用局麻药后的反应,术中可能不适及注意事项,术后需禁食、水 2 小时)。

第三节 操作方法

一、插管和手法

局麻(局部麻醉)清醒患者取侧卧位,以便口腔分泌物排出。根据操作习惯和患者与仪器屏幕的相对方位,可以左侧也可右侧卧位。通常左手持操作柄,右手持经食管探头前端,头端略向前弯曲,在非锁定状态下经安置好的牙垫,沿正中方向插入口腔。当探头到达会厌部时令患者做吞咽动作(食管上段括约肌放松),同时轻轻推送探头进入食管。如果探头插入困难,可在牙垫保护下,将一或两根手指深入患者口腔压住舌根并引导探头沿咽后壁中线插入食管。极少数患者在局麻状态下难以耐受检查,可以酌情考虑请麻醉科大夫协助采用静脉麻醉。术中经食管超声引导监测通常采用仰卧位,插管要领与上述相同,但对全麻(全身麻醉)无意识患者,应在喉镜指引下插入探头,以确保探头进入食管而非气管。

探头插入食管后的操作需通过四个方面的手法相互配合而完成:

1. **探头沿食管的前进和回撤** 探头位于食管(胃)的深度不同,所能观测到的心血管结构部位不尽相同。根据探头插入深度可将切面分为经食管和经胃部两部分,在食管部分的检查通常分为食管上段和中段两个水平,在胃部的检查又分为胃浅、胃深两个水平。

2. **探头沿自身长轴的转动** 通过逆时针或顺时针方向转动探头管体,探头沿自身长轴向左或向右转动,可进一步观测原扫查方向左或右侧的心血管结构。

3. **探头端前、后、左、右弯曲** 通过操作柄上的大控制轮或小控制轮可在一定范围内调整探头端向前、后方向或左、右方向上的弯曲度。这种角度的调整可以扩大检查范围,帮助得到满意的检查切面,切记在探头端弯曲过大时避免前进或回撤探头。

4. 多平面扫查角度的电控旋转   经食管超声心动图的声束扫查角度可通过电子马达控制在 0°~180°任意旋转,当一个扇面围绕其自身中轴作 180°旋转时,实际上完成了对 360°范围内锥形体结构的扫查。

二、操作顺序

根据检查需要和患者耐受程度可选择用时较长、按标准切面流程行全面检查,也可只进行用时较短、有针对性的重点检查。

(一) 全面检查

自上而下由食管上段开始到胃部,也可自下而上由胃部到食管上段对所有标准切面进行全面细致的检查。

(二) 有针对性检查

根据临床申请目的重点观察某一特殊心血管结构和功能。例如,重点检查左心耳,或某个瓣膜,或房/室间隔,对于经胸超声心动图已明确解决的问题可不必重复或过多检查。

第四节   标 准 切 面

美国超声心动图协会指南推荐了 28 个标准切面。实际检查应该根据临床需要选取相应的切面进行观测。28 个标准切面如下:

1. 经食管五腔心切面   食管中段(探头头端距门齿约30cm)。多平面扫查角度 0°~10°。显示主动脉瓣、左心室流出道、左/右心房、左/右心室、房/室间隔、二尖瓣($A_2A_1 \sim P_1$ 区)、三尖瓣。适用于 CDFI 观测二、三尖瓣和主动脉瓣反流。此切面不能显示真正的心尖部,对心室整体和局部运动功能的评估作用有限(图 3-1)。

2. 经食管四腔心切面   食管中段。多平面扫查角度 0°~10°(或 10°~20°)。探头自五腔心切面向下前进一点(距门齿

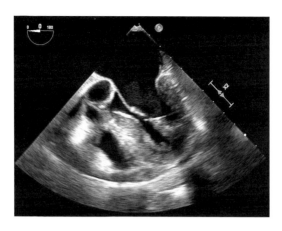

图 3-1　经食管五腔心切面

30~35cm）并略向后弯曲。显示左/右心房、左/右心室、房/室
间隔、二尖瓣（A_3A_2~P_2P_1 区）、三尖瓣。此切面可显示左心室
心尖部,避开了主动脉瓣和左心室流出道。适用于后室间隔、
左心室前侧壁和右心室侧壁局部运动功能及左、右心室整体
功能评估,二、三尖瓣功能以及 CDFI 对二、三尖瓣反流的定
性、定量诊断(图 3-2)。

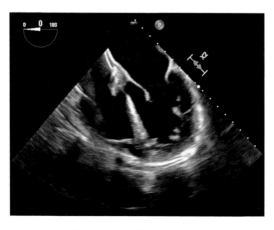

图 3-2　经食管四腔心切面

3. 经食管二尖瓣交界区切面　食管中段。多平面扫查角度自四腔心切面转到50°~70°。显示左心房、左心室、二尖瓣(P_3~$A_3A_2A_1$~P_1区)、乳头肌及相应腱索。适用于观测二尖瓣功能,特别是二尖瓣交界区的反流;适用于观测左心室前壁/前侧壁和下壁/下侧壁的局部运动功能(图3-3)。

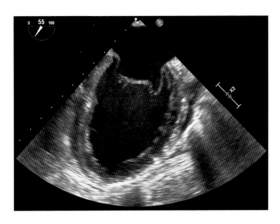

图3-3　经食管二尖瓣交界区切面

4. 经食管两腔心切面　食管中段。多平面扫查角度自二尖瓣交界区切面转到80°~100°。显示左心房、左心耳、左心室、二尖瓣(从左至右P_3~$A_3A_2A_1$)、冠状静脉窦短轴。适用于观测二尖瓣功能,了解二尖瓣反流或狭窄的病理机制,观测左心室前壁和下壁的局部运动功能。此切面与四腔心切面正交90°(图3-4)。

5. 经食管左心室长轴切面　食管中段。多平面扫查角度自两腔心切面转到120°~140°。显示左心房、左心室、左心室流出道、右心室前壁、主动脉瓣、升主动脉近端、冠状静脉窦、二尖瓣(P_2~A_2区)。适用于观测二尖瓣、主动脉瓣结构功能,观测前间隔和下侧壁局部运动功能,CDFI诊断主动脉瓣、二尖瓣反流,观测前间隔及右心室前壁构型。此切面与二尖瓣交界区切面正交90°(图3-5)。

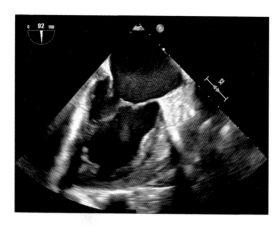

图 3-4　经食管两腔心切面

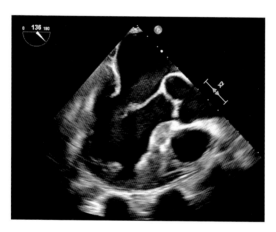

图 3-5　经食管左心室长轴切面

6. 经食管主动脉瓣长轴切面　食管中段。多平面扫查角度维持在 120°~140°。探头自左心室长轴切面略微回撤并向前弯曲。显示左心房、左心室流出道、右心室流出道、主动脉瓣、升主动脉、二尖瓣（P₂~A₂ 区）。适用于主动脉瓣功能评估，主动脉瓣环和窦管交界直径的观测，CDFI 观测主动脉瓣反流和右冠状动脉开口内血流。此切面与主动脉瓣短轴切面正交 90°（图 3-6 ）。

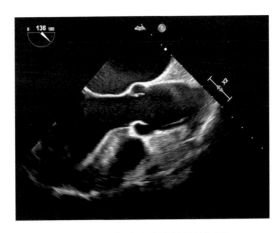

图 3-6 经食管主动脉瓣长轴切面

7. 经食管升主动脉长轴切面 食管上段。多平面扫查角度 90°~110°。探头自主动脉瓣长轴切面回撤并略向后弯曲。显示升主动脉中段、右肺动脉(位于近场)。适用于观测升主动脉病变。此切面与升主动脉短轴切面正交 90°(图 3-7)。

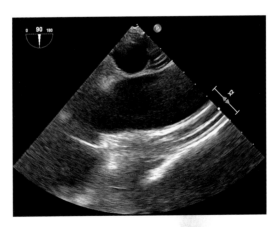

图 3-7 经食管升主动脉长轴切面

8. 经食管升主动脉短轴切面 食管上段。多平面扫查角度自升主动脉长轴切面反向旋转到 0°~30°。显示升主动脉短轴、上腔静脉短轴、主肺动脉或肺动脉分叉和右肺动脉。适用于 CDFI、脉冲波/连续波多普勒观测肺动脉血流（图 3-8）。

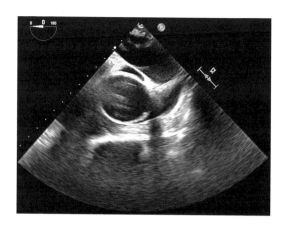

图 3-8　经食管升主动脉短轴切面

9. 经食管右肺静脉切面　食管上段。多平面扫查角度 0°~30°。探头自升主动脉短轴切面略向下伸直并向右顺时针转动。显示右肺静脉、上腔静脉短轴、升主动脉短轴，调整扫查角度 30°~60°可显示右上、右下肺静脉。适用于多普勒观测右肺静脉血流（图 3-9）。

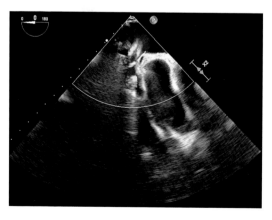

图 3-9　经食管右肺静脉切面

10. 经食管主动脉瓣短轴切面　食管中段。多平面扫查角度 25°~45°。探头自右肺静脉切面向下并向左逆时针转动，有时还需向前略弯曲。显示主动脉瓣三个瓣叶(近场偏左为左冠瓣，近场偏右为无冠瓣，右冠瓣位于远场邻近右心室流出道)、左/右心房、房间隔上部、右心室流出道、肺动脉瓣。适用于主动脉瓣形态和功能的评估，观测左、右心房上部和相应部分的房间隔，是观测卵圆孔未闭及其分流的重要部位，了解右心室流出道和肺动脉瓣状况。此切面与主动脉瓣长轴切面正交 90°(图 3-10)。

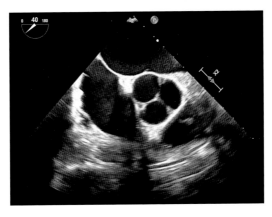

图 3-10　经食管主动脉瓣短轴切面

11. 经食管右心室流入-流出道切面　食管中段。多平面扫查角度 50°~70°。探头自主动脉瓣短轴切面略微推进。显示左/右心房、房间隔、三尖瓣、主动脉瓣、右心室、右心室流入-流出道、肺动脉瓣和主肺动脉近端。适用于评估右心室大小和功能，观测右心室流出道直径，三尖瓣和肺动脉瓣的形态及功能(图 3-11)。

12. 经食管双腔静脉、三尖瓣切面　食管中段。多平面扫查角度维持在 50°~70°。探头自右心室流入道切面向右顺时针转动。显示左/右心房、房间隔、下腔静脉(偶见上腔静脉和右心耳，所谓双腔静脉以下腔静脉为主)、三尖瓣、冠状

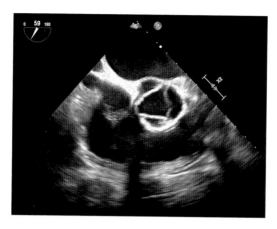

图 3-11　经食管右心室流入-流出道切面

静脉窦。适用于 CDFI 和频谱多普勒观测评估三尖瓣反流（图 3-12）。

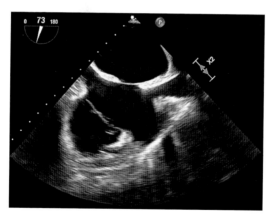

图 3-12　经食管双腔静脉、三尖瓣切面

13. 经食管双腔静脉切面　食管中段。多平面扫查角度 90°~110°。探头自双腔静脉、三尖瓣切面向右顺时针转动，探头略回撤。显示左/右心房，房间隔，上、下腔静脉和右心耳。适用于房间隔形态结构和功能的评估，观测上腔静脉、下腔静脉回流（图 3-13）。

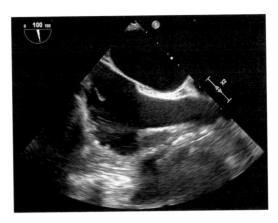

图 3-13　经食管双腔静脉切面

14. 经食管右肺静脉和左肺静脉切面　食管上段。多平面扫查角度维持在 90°~110°。探头自双腔静脉切面略回撤向右顺时针转动显示右肺静脉、上腔静脉;探头向左逆时针转动则显示左上、左下肺静脉。适用于 CDFI 和脉冲波多普勒准确评估左、右肺静脉血流(图 3-14)。

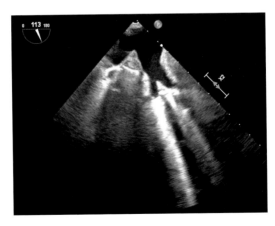

图 3-14　经食管右肺静脉和左肺静脉切面

15. 经食管左心耳切面　食管中段。多平面扫查角度维持在 90°~110°。探头自左肺静脉切面略向下并略向前弯曲。显示左心耳、左上肺静脉。由于左心耳构型复杂，需在 0°~135° 多角度全面观测。适用于显示左心耳形态结构、明确有无血栓，以及血流充盈排空速度的评估（图 3-15）。

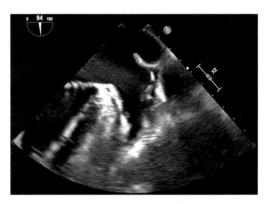

图 3-15　经食管左心耳切面

16. 经胃左心室基底部短轴切面　胃部。多平面扫查角度 0°~20°。探头向下过膈肌从食管进入胃部后向前屈。显示左心室基底部短轴，二尖瓣呈"鱼口状"（前叶位于图像左侧，后叶位于图像右侧，近场为偏内侧的交界区，远场为偏外侧的交界区）。适用于评估二尖瓣的形态和功能、左心室大小和功能。经胃左心室基底段两腔心切面与此切面正交 90°（图 3-16）。

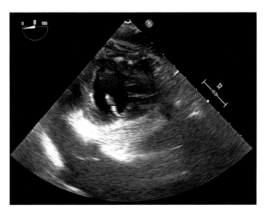

图 3-16　经胃左心室基底部短轴切面

17. 经胃左心室乳头肌短轴切面　胃部。多平面扫查角度维持在 0°~20°。探头保持胃左心室基底部短轴切面与胃壁接触状态并进一步前屈或略深入。显示左心室乳头肌短轴切面。适用于评估左心室大小、容量状态、局部和整体运动功能。因这一区域同时涵盖了左前降支、左旋支和右冠状动脉的供血区，也是术中监测左心室大小和功能的主要切面（图 3-17）。

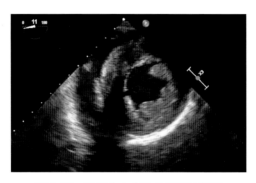

图 3-17　经胃左心室乳头肌短轴切面

18. 经胃心尖短轴切面　胃部。多平面扫查角度维持在 0°~20°。自左心室乳头肌短轴切面维持探头与胃壁接触并略向前送。显示左心室心尖短轴切面。如将探头向右顺时针转动为右心室心尖短轴切面。此切面适用于左/右心室心尖段结构和局部运动功能的评估（图 3-18）。

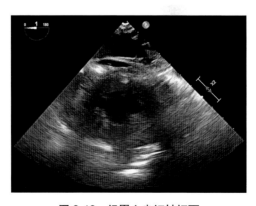

图 3-18　经胃心尖短轴切面

19. 经胃右心室基底部切面　胃部。多平面扫查角度维持在 0°~20°。探头自心尖短轴切面回撤到左心室基底段短轴切面并向右顺时针转动探头。显示右心室流出道、三尖瓣短轴、左/右心室中部、肺动脉瓣。适用于三尖瓣形态和功能评估（图 3-19）。

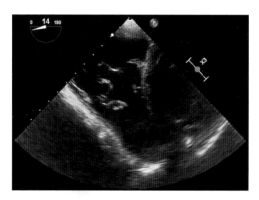

图 3-19　经胃右心室基底部切面

20. 经胃右心室流入-流出道切面　胃部。多平面扫查角度维持在 0°~20°。自右心室基底部切面向右最大限度弯曲探头。显示右心房、右心室、右心室流出道、三尖瓣（前/后叶）、肺动脉瓣（左/右瓣）。适用于右心室流入、流出道病变和血流动力学评估（图 3-20）。

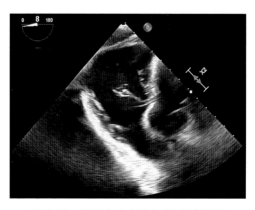

图 3-20　经胃右心室流入-流出道切面

21. 经胃五腔心切面   胃深部。多平面扫查角度维持在0°~20°。探头自右心室流入-流出道切面向较深部插入、前屈并左曲。显示左/右心室、左/右心房、左心室流出道、二尖瓣、三尖瓣、主动脉瓣、主动脉根部。适用于 CDFI 和频谱多普勒观测左心室流出道血流,观测主动脉瓣功能(图 3-21)。

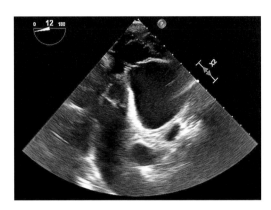

图 3-21   经胃五腔心切面

22. 经胃两腔心切面   胃部。多平面扫查角度90°~110°。探头自五腔心切面回撤一点并自然弯曲。显示左心房、左心室、左心耳、二尖瓣。适用于观测左心室前壁和下壁运动功能,二尖瓣和乳头肌、腱索结构功能(图 3-22)。

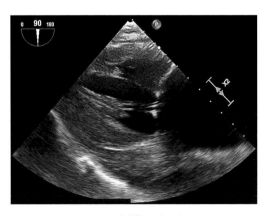

图 3-22   经胃两腔心切面

23. 经胃右心室流入道切面　胃部。多平面扫查角度90°~110°。探头自经胃两腔心切面向右顺时针转动。显示右心室（前壁、下壁和乳头肌/腱索）、右心房、三尖瓣。适用于右心室流出道病变的观测（图 3-23）。

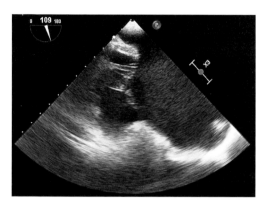

图 3-23　经胃右心室流入道切面

24. 经胃左心室长轴切面　胃部。多平面扫查角度120°~140°。探头自经胃右心室流入道切面向左逆时针转动。显示左心室（前间隔/下侧壁）、左心室流出道、主动脉瓣、主动脉根部、二尖瓣、右心室。适用于多普勒观测左心室流出道血流，主动脉瓣（图 3-24）。

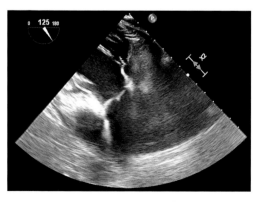

图 3-24　经胃左心室长轴切面

25. 降主动脉长轴切面　食管全程。多平面扫查角度90°~100°,探头自然弯曲,自胃部回撤到膈肌上方食管内向左逆时针转动直到显示降主动脉为止。尽量减小显像深度放大主动脉,对焦在图像近场并调节增益以获得理想图像。保持主动脉位于屏幕中央,在食管内自下而上或自上而下移动探头可观测胸部降主动脉全程和左侧胸腔。在观测过程中还可见发自胸主动脉的肋间动脉、与降主动脉和主动脉弓平行走行的奇静脉(注意不要误诊为主动脉夹层)。主要适用于降主动脉胸段全程结构和血流的观测(图 3-25)。

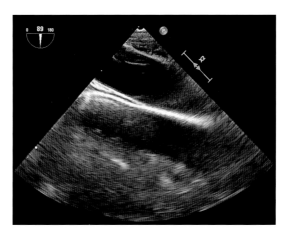

图 3-25　降主动脉长轴切面

26. 降主动脉短轴切面　食管全程。多平面扫查角度0°~10°。探头自然弯曲,自胃部回撤到膈肌上方食管内向左逆时针转动直到显示降主动脉为止。检查操作注意事项与降主动脉长轴相同。可显示胸主动脉中下段短轴切面远场的半奇静脉。主要适用于降主动脉胸段全程结构的观测(图 3-26)。

27. 经食管主动脉弓长轴切面　食管上段。多平面扫查角度0°~10°。探头自降主动脉短轴切面逐渐回撤至图像由圆形渐变为长形并可能看到左侧锁骨下动脉,此时探头向右

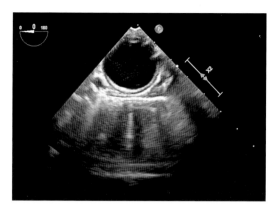

图 3-26 降主动脉短轴切面

顺时针转动。显示主动脉弓中段长轴,常见左头臂静脉。由于左主支气管横置在食管与主动脉弓近端和升主动脉远端之间,故经食管超声不能显示主动脉弓近端和升主动脉远端。仅适用于观测主动脉弓中远段病变(图 3-27)。

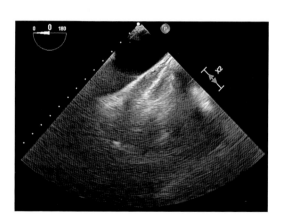

图 3-27 经食管主动脉弓长轴切面

28. 经食管主动脉弓短轴切面 食管上段。多平面扫查角度自经食管主动脉弓长轴切面转换到 70°~90°。显示主动脉弓短轴,远场常可见主肺动脉和肺动脉瓣长轴,在主动脉弓长轴向短轴转换过程中有可能看到起源于主动脉弓的右头臂动脉和左颈总动脉开口。适用于观测主动脉弓、主肺动脉病变(图 3-28)。

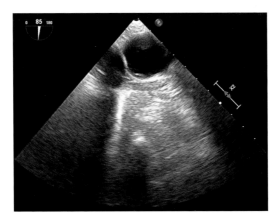

图 3-28 经食管主动脉弓短轴切面

标准切面可以满足绝大多数临床需要,但对某个具体病变的充分显示和全面诊断可能并不局限于标准切面,有时还需要一些非标准切面。另外,指南所述每个标准切面的定位,包括探头深度、多平面扫查角度、头端弯曲度和管体转动方向只是一个大致范围。因为每个个体之间的身高、体型、心脏轴向、病变自身特点及其对心脏结构的影响都存在一定差异。所谓"标准"仅是一个平均参考值,实际检查应以靶区心血管解剖结构特征为准,以达到检查目的为宗旨。

第五节 注意事项和并发症

一、注意事项

经食管超声心动图检查属于半介入、微创性检查,开展此项工作必须恪守原则,尽可能避免漏误诊和并发症。

(一)严格掌握适应证和禁忌证并有针对性地做好防范

已报道的经食管超声检查死亡的原因主要有严重心律失

常、心搏骤停、上消化道大出血、麻药过敏、食管穿孔等。对于与上述问题有关的禁忌证要从严掌握。对有相对禁忌证者,例如有哮喘病史或存在过敏体质又需要进行此项检查者,应备好抗过敏、插管等相应抢救药物及设备后才能实施检查。

(二)操作轻柔,切忌粗暴

无论插管或拔管遇到阻力时切忌硬插、硬拔,要详细分析、辨明原因,采取有针对性的解决措施,移动探头位置时应注意解锁。如果拔管受阻,同时插管也有一定阻力,多可能是探头在食管内折反、打圈,此时不能硬拔,应顺力将探头送入胃部解除打折后再拔管。上、下移动探头时切记探头要处于解锁状态,解除各个方向的弯曲度,尽可能保持探头自然松软的顺直状态,以减少对食管壁的压力和损伤。特别应谨记在检查过程中,有时为了获取满意图像调整探头曲度并加以锁定后要及时解锁。

(三)全身麻醉患者

特别是术中插管时间较长者,需注意探头插入方向和固定角度,不能对口咽、唇舌造成长时间压迫而导致术后并发症。手术结束拔除探头后,要等待患者完全清醒并确认口咽部无异常,特别是呼吸正常方能送返病房。

(四)完成检查后需知

对所有经食管超声心动图检查患者,特别是长时间术中监护者,在检查后24小时应予严密观察,并交代患者一旦发现咽喉部肿痛和呼吸不畅要随时报告医护人员,以便及时发现处理,避免喉部水肿痉挛等危险事件发生。

二、并发症

根据大样本经食管超声心动图检查资料统计:死亡率(<0.01%~0.02%),严重并发症(0.2%),严重出血(<0.01%),食管穿孔(<0.01%),心衰(0.05%),心律失常(0.06%~0.3%),喉痉挛(0.14%),支气管痉挛(0.06%~0.07%),吞咽困难(1.8%),轻度咽部出血(0.01%~0.2%),吞咽疼痛(0.1%),声音嘶哑

(12%)、嘴唇受伤(13%)、牙齿受损(0.1%)。

第六节　围手术期经食管超声心动图

术中经食管超声心动图,现称围手术期经食管超声心动图。指心脏外科术前、术中和术后,以及经导管心脏介入治疗、非心脏病的外科手术术中,以及介入治疗和外科术后的经食管超声心动图检查。其基本操作原则和方法与常规经食管超声心动图相同,不同之处在于围手术期阶段的特殊需要和特殊状况下的操作和应用。由于所涉及的病变种类众多,在不同病变的具体应用细节请参考本书第六章部分。本节主要针对围手术期经食管超声心动图具有共性的问题提出指导意见。

一、适应证

(一)心脏和胸主动脉干预性治疗

1. 心外科手术

(1)所有无禁忌证的成人心脏开胸瓣膜手术、胸主动脉手术以及冠状动脉搭桥手术。具体应用目的包括:①确认和补充诊断;②寻找新的或未知病变;③修正麻醉和手术操作方案;④评估手术效果。

(2)小儿在心脏和/或胸主动脉手术过程中进行经食管超声心动图检查存在气管阻塞的风险,必须根据个体情况酌情权衡利弊考虑是否应用。

2. 导管介入治疗　所有无禁忌证并需要超声心动图引导监护的经导管介入治疗。例如,房/室间隔缺损经导管封堵术、瓣膜狭窄或关闭不全的经导管治疗、心律失常的射频治疗、经导管左心耳封堵术等。

(二)非心脏病外科手术

1. 存在手术本身或原有某种心血管疾病可能导致术中血流动力学异常最终影响手术结果的状况,有条件时应予术中经食管超声心动图监护。例如,神经系统外科手术可能发生静脉气栓;肝移植手术可能导致心脏受压/心包积液;原有冠状动脉粥样硬化性心脏病要进行非心脏重大手术者,术中有可能发生心肌缺血和收缩功能异常。

2. 外科手术过程中出现威胁生命安全的循环系统不稳定,虽经纠正治疗仍效果不佳且原因难以解释时,术中经食管超声心动图检查有助于明确病因。

(三) 重症监护

开胸手术后发生病情变化,因气管插管不适宜经胸超声心动图检查或床旁经胸超声心动图检查难以明确原因者,采用经食管超声心动图检查有可能明确诊断和改变治疗决策。

二、禁忌证及相关措施

围手术期经食管超声心动图的禁忌证原则上与常规经食管超声心动图检查相同(参见本章第一节)。当存在相对禁忌证时,如果预计检查的获益大于可能因口腔、食管或胃部病变等相对禁忌证导致的风险,需在采取谨慎预防措施下进行围手术期经食管超声心动图检查,相关措施包括以下方面:

1. 采用尽可能细小的探头。

2. 咨询消化科医生能否及如何规避潜在的检查风险。

3. 尽可能先采用其他声窗替代经食管声窗(如心外膜、剑下声窗)。

4. 不做全面检查,仅进行针对性强的有限检查(缩短时间、动作轻柔)。

5. 尽可能减少探头在食管内的动作(上下、转动、弯曲)。

6. 选择最有经验的医生进行操作。

三、术前准备

术中经食管超声检查时间较长,采用平卧位。针对这些特点应注意:

1. 将超声仪置于手术台头端恰当位置并备好恰当高度、

稳定的探头悬吊支架。

2. 全麻患者牙垫的安放对口唇、舌部无压迫伤害。

3. 备好吸引器确保术中定时或随时吸引口腔内分泌物。

4. 酌情给予抗胆碱类制剂以减少口腔分泌物。

5. 导管室局麻治疗如预计经食管超声心动图检查时间较长,可酌情请麻醉科采用静脉麻醉。

四、术前复查

所有术中经食管超声心动图,无论心内科介入治疗或心外科开胸手术,上台后在手术开始前的准备阶段,有条件者都应进行一次全面复查。其作用和注意事项如下:

1. 留存主要切面的基础图像,以备术中病情变化和疗效评估时对比分析。例如,二尖瓣反流修复术前的反流程度;梗阻性肥厚型心肌病术前的压力阶差;术前心包是否有积液及其含量;术前心功能、心脏容量负荷以及肺动脉压力的基础状况。

2. 与既往检查结果比较是否有新的病情变化和新的诊断。特别注意是否存在可能影响原手术治疗方案的信息。例如,发现漏诊、误诊,心功能恶化。

3. 详细观测或再次复核相关数据,为人工装置(封堵器、人工瓣膜等)的型号选定提供依据。例如,房/室间隔缺损各切面不同时相的最大径、位置及其与周边结构的毗邻关系、边缘的厚薄和软硬度。主动脉瓣环的直径、主动脉窦的直径和高度、窦管交界区的直径等。

五、术中引导监测

依据病变和手术类型的不同,术中经食管超声心动图引导监测的具体要求和注意事项不尽相同,细节部分请参考各病变相关段落,本节仅作要点概述。

1. 定时观测以便及时发现手术操作可能导致的并发症　例如,血栓、心包积液、心功能变化。

2. 对导管位置或植入装置安放作引导定位　例如，房间隔穿刺点的定位、二尖瓣夹闭的部位、房/室间隔缺损封堵器的释放时机。

3. 对手术中某项操作实施效率的监护　例如，人工瓣膜置换术中体外循环复跳前，对心腔和大血管内空气残留状况和排出效果的监测；经导管人工主动脉瓣置换术中，对快速起搏暂时减低心排血量效果的监测。

4. 对术中用药和并发症处置效果的监护　例如，输液前后心室容量负荷状态变化；使用正性肌力药物后心脏收缩功能状态；心包积液抽吸后心脏压塞改善与否。

六、手术疗效的即刻评估

疗效的即刻评估对预后和下一步治疗决策极为重要，如能及时发现问题，可以在终止麻醉、关闭胸腔、返回病房前予以纠正和弥补。可避免严重并发症，减少二次手术带来的创伤、风险和经济损失。

1. 介入或外科手术是否达到预期疗效　例如，二尖瓣狭窄经导管球囊扩张术或外科修复术后，瓣口面积增加和压差减低程度是否达标；二尖瓣反流的外科修复术或经导管夹闭术后，反流是否消失或程度明显改善。房/室间隔缺损封堵术后是否有残余分流，如存在残余漏的分流量和速度是否在允许程度范围内。

2. 人工装置的位置、形态　例如，经导管人工主动脉瓣的位置过低可能影响二尖瓣功能。房/室间隔缺损封堵器型号偏大可能导致左右伞盘隆凸并与房/室壁贴闭不良，术后易合并血栓。主动脉夹层经导管覆膜支架释放后移位，不但未达到隔离真假腔效果还可能堵闭正常主动脉分支（如左锁骨下动脉）。

3. 人工装置的稳定性　许多人工装置安放后需做稳定性试验，以防型号偏小而术后发生脱落。例如，房/室间隔缺损封堵器释放后，应做牵拉试验。左心耳封堵器释放后应观测封堵器的压缩比和牵拉回放状态下的稳定性。

七、术后随访

某些并发症和重症患者术后需经食管超声心动图随访监护。

1. 某些术后并发症经食管超声心动图的检出效率远高于经胸超声心动图。例如,左心耳封堵后封堵器左心房侧的血栓;胸主动脉夹层覆膜支架隔离术后支架移位;人工机械二尖瓣置换术后左心房侧血栓/瓣周漏/赘生物。

2. 术后重症监护　开胸手术或不能脱离呼吸机的重症患者难以进行经胸超声心动图随访,对其心血管功能状态以及药物使用的调整常需经食管超声心动图检查。对昏迷和不能脱离人工呼吸机者,还可考虑留置经食管超声探头进行较长时间监护(建议采用细小经食管超声探头)。

第四章　声学造影超声心动图

声学造影超声心动图又称对比超声心动图（contrast echocardiography），包括右心造影超声心动图和左心造影超声心动图，后者又分为左心腔造影（left ventricular opacification，LVO）和心肌声学造影（myocardial contrast echocardiography，MCE），由外周静脉注射超声造影剂（又称增强剂、微气泡、对比剂），造影剂经过上腔静脉或下腔静脉后，使右心房和右心室依次先后显影，称为右心造影超声心动图。某些微气泡可以经过肺毛细血管，到达左心房，继而进入左心室，呈现左心腔造影（LVO），经过 5~10 个心动周期后，微气泡可以经过冠状动脉到达心肌微血管，出现心肌增强显像，通常称之为心肌声学造影（MCE）。

第一节　右心造影超声心动图

由外周静脉注射超声造影剂，造影剂经过上腔静脉或下腔静脉后，使右心房和右心室依次先后显影。由于造影剂的微气泡经过肺毛细血管时被清除，所以正常情况下，左心系统基本不显影。

一、适应证

1. 诊断分流性先天性疾病，对于发绀型先天性心脏病患者，明确有无右向左分流并估计分流量大小。对于非发绀型先天性心脏病患者,通过观察右心腔内有无负性造影区而协助诊断左向右分流。

2. 协助诊断某些先天性心血管畸形,例如永存左上腔静脉等。

3. 帮助了解右心腔大小、心内膜情况、室壁厚度、心腔有无占位、瓣膜反流等。

4. 改善三尖瓣和肺动脉血流频谱多普勒信号。

5. 在隐源性脑卒中、减压病和偏头痛患者中筛查卵圆孔未闭(patent foramen ovale,PFO)。

6. 肺动静脉瘘的诊断和鉴别诊断。

7. 其他原因不明的低氧血症。

二、相对禁忌证

1. 重症发绀患者伴心内大量分流者。

2. 重度肺动脉高压者。

3. 有栓塞病史者。

4. 重症肺气肿、呼吸功能不全、重症贫血患者。

5. 酸中毒、严重心、肾功能不全患者。

6. 急性冠脉综合征患者。

三、术前准备

1. 造影剂制备　我国目前常用的右心声学造影剂有含二氧化碳类声学造影剂和含空气类声学造影剂。

(1)含二氧化碳类声学造影剂:将5%碳酸氢钠与维生素C(pH值2.0左右)按2:1的容量混合,或者用1%维生素B_6注射液5ml与碳酸氢钠注射液5ml等比混合,即迅速产生大量的二氧化碳微泡,静脉注射此混合液后,能够在右心房和右心室内顺序出现强回声光点,持续1~2分钟后逐渐消失。左心房、左心室和主动脉根部不出现造影剂回声。

(2)含空气类声学造影剂:用并连的2个三通装置分别连接吸入空气和载体溶液的2个注射器,先用5~10ml注射器吸入 5% 葡萄糖液或生理盐水 9ml,再用另一注射器吸入空气 1ml,在直立状态下来回推吸,充分振荡以后即可注射。

2. 患者检查体位同常规超声。

3. 建立相应的静脉通道。

四、超声诊断

1. 观察内容

（1）显影部位:经外周静脉注射右心造影剂后,先后在右心房、右心室和肺动脉出现造影剂回声,正常情况下,左心房和左心室基本不显影。若造影剂在上述正常部位以外的区域出现,则提示相应腔室存在分流。若应该出现造影剂的腔室内出现充盈缺损,即"负性造影区",则提示分流存在。根据造影剂显影部位可以准确地进行解剖结构定位,区别左右心系统,确定心脏大小、心室壁轮廓、分流方向,诊断心包积液、鉴别心外肿瘤。

（2）显影顺序:造影剂进入血液后,随血液共同前进,其显影的先后顺序代表着血液流动的途径,因此准确记录和观察造影剂在心脏、血管中出现的顺序,有助于判断心脏、大血管内血流有无异常改变,例如诊断房间隔缺损、永存左上腔静脉畸形、有无肺动静脉瘘等。

（3）显影时间:造影剂在心腔内出现至消失的时间,可以反映有无分流、分流部位及其分流量大小、心功能、流出道有无梗阻等。如果是心内分流,心功能正常,则造影剂显影快、滞留时间短,反之,则造影剂显影慢、滞留时间长。如果流出道梗阻,血流排除受阻,则在受阻前的心腔内可见造影剂滞留。

（4）造影剂密度:心腔和大血管中造影剂密度的高低在一定程度上反映了分流量的大小,例如室间隔缺损患者,在周围静脉注射造影剂后,如果左心室内出现浓密的气泡回声,说明右向左分流量较大,可能伴有肺动脉高压。反之,若在舒张期左心室内只有少量稀疏的光点回声,则表明右向左分流较少。

2. 临床应用

（1）诊断分流性疾病：当存在左向右分流时，超声造影剂经周围静脉进入右心腔，由于左心腔内无造影剂的血液经过缺损或异常通道进入充满造影剂的右心腔，而在右心腔内显示一充盈缺损区，称"负性造影区"。若分流量较少，例如卵圆孔未闭者，可以让患者用力吹气或做 Valsalva 动作以增加右心压力，常常可以看到少量气泡漂入左心房。当合并肺动脉高压，伴右向左分流时，造影剂在右心显影后，可见较多气泡迅速进入左心腔。

（2）诊断某些先天性心血管畸形：例如永存左上腔静脉畸形。①从左肘前静脉注射造影剂，气泡先经过扩张的冠状静脉窦，然后右心房和右心室显影，这种"冠状静脉窦—右心房—右心室"依次显影的声学造影结果，是第一型永存左上腔静脉畸形的典型表现，即左上腔静脉与冠状静脉窦相连接。②当从左肘前静脉注射造影剂时，浓密的气泡反射首先出现在左心房，然后是左心室，由于患者多伴有房间隔缺损，故可见少量气泡经房间隔缺损处流入右心房，冠状静脉窦内无造影剂显示，这种"左心密集显影，右心稀疏显影，冠状静脉窦不显影"的声学造影结果，是第二型永存左上腔静脉畸形的典型表现，即左上腔静脉直接开口于左心房，不与冠状静脉窦相通。

（3）判断右心腔大小、室壁厚度及占位：声学造影可以清晰地勾画出右心室壁轮廓，帮助确定右心腔大小、右心室壁厚度，还能够帮助判断下腔静脉和右心房交接处的欧氏瓣、房间隔瘤、右心房/室内占位性病变。

（4）改善三尖瓣和肺动脉频谱多普勒信号：右心声学造影能够改善较弱的多普勒信号，使多普勒频谱完整显示，可以准确地测量血流速度峰值。

（5）对于隐源性脑卒中、减压病和偏头痛患者，应用右心声学造影，结合激发试验，在右心房完全显影后 3~6 个心动周期内直接观察到造影剂穿过房间隔卵圆孔,可诊断 PFO,并判断其分流量大小,显著提高 PFO 的检出率。

（6）对于原因不明的低氧血症者,右心声学造影可以协助诊断肺动静脉瘘、肝肺综合征。在经周围静脉注射造影剂右心系统显影后,左心系统在 5 个心动周期以后出现迟发的显影,说明造影剂经过右心进入肺动脉后,通过肺内的动-静脉交通支或异常扩张的血管直接到达肺静脉,然后进入左心房,这种血流动力学改变是肺动静脉瘘和肝肺综合征的特点,需要结合临床做出诊断。

五、注意事项、不良反应和报告内容

1. 注意事项

（1）检查造影剂制备药物的有效期,溶液是否澄清,有无杂质。

（2）建议用稍微粗一些的 20G 针头建立静脉通道。一般采取弹丸式注射,尽快将造影剂注射完毕。2 次注射间隔应在 5 分钟以上,注射次数不宜过多,一般在 5 次以内。

（3）造影观察过程中,嘱患者咳嗽,常可使造影剂更加浓密。检查者用手按摩注射部位的近端,能驱赶气泡回流至心腔,使反射增强。

（4）注射过程中患者如有不良反应,应立即停止注射。注射完成后,患者宜平卧数分钟,然后离开。

（5）不同疾病选择不同的静脉通道,例如疑有永存左上腔静脉时,应选择从左肘前静脉注射造影剂。

（6）检查中注意仪器条件设置,为了获得满意的图像,应充分提高仪器的灵敏度,即减少抑制并加大增益,使造影剂的回声和心脏相应的结构均能显示。

（7）建议检查前签署知情同意书。

2. 不良反应　右心声学造影的不良反应较少,静脉注射后短时间内偶尔会出现面部潮红、头痛,注射点局部发热、红斑、皮疹、瘙痒等不适,持续时间较短,一般会自行消失。使用造影剂前应仔细了解造影剂特性,掌握适应证和禁忌证,了解可能发生的不良反应。床边应配备抗过敏、抗休克及心肺复苏的物品和药物,以便及时处理不良反应。

3. 报告内容

（1）注射造影剂的外周静脉。

（2）造影剂种类及剂量,显影的顺序、部位和时间。

（3）提示的结论。

第二节　左心造影超声心动图

一、适应证

1. 左心室心内膜边界不清,同一切面 6 个节段中至少 2 个节段显示不清晰。

2. 心肌结构异常,包括心肌肥厚部位的精确测量,肥厚型心肌病表型鉴别。

3. 室壁瘤,特别是心尖部小室壁瘤。

4. 常规二维超声左心室容积和左心室射血分数测量不准确者。

5. 左心室射血分数评估与临床预后密切相关者,如心脏再同步化治疗和肿瘤心脏病等。

6. 心腔内占位病变的鉴别诊断。

7. 负荷超声心动图增加室壁运动评估敏感性。

8. 心肌声学造影（MCE）评估心肌微循环,尤其是急性 ST 段抬高心肌梗死 PCI（经皮冠状动脉介入治疗）术后的微循环障碍评估。

二、禁忌证

1. 过敏体质,尤其是对超声造影剂任何成分过敏者。

2. 孕妇和小于 5 岁的儿童。

三、术前准备

1. 造影剂选择 我国目前上市的左心声学造影剂有意大利 Bracco 公司生产的 SonoVue(磷脂包裹的六氟化硫),中国厦门力卓药业生产的力达星(人血白蛋白微球包裹的全氟丙烷微球),以及加拿大兰索斯公司生产的 Definity(脂质包裹的全氟丙烷)。

2. 造影剂的激活 左心声学造影剂通常是冻干微球,需要用生理盐水稀释活化才能进行静脉注射。不同的造影剂活化的方式不同,SonoVue 需要手摇震荡,力达星用双手轻轻搓揉,而 Definity 有专用的振荡器活化。

3. 患者检查体位同常规超声。

4. 建立相应的静脉通道。

5. 仪器预设置

(1)左心腔造影(LVO):选择不同仪器厂商预设的 LVO 条件。

(2)心肌声学造影(MCE):选择不同仪器厂商预设的 MCE 条件。

6. 静脉注射方式

(1)弹丸式注射:适用于 LVO。

(2)静脉缓慢推注:适用于 LVO 和 MCE。

(3)微量泵注射:适用于力达星和 Definity 造影剂。

7. 图像的选择和存储 在选择图像存储前需要连接心电图。

(1)LVO:选择任意切面存储连续 3 个心动周期的动态图像。

(2)MCE:选择心尖 3 个切面图像,建议存储 10~15 个心动周期动态图像。

四、超声诊断

1. 观察内容

（1）心内膜边界的清晰显示。

（2）室壁运动的准确评估。

（3）左心室肥厚的精确测量和精准定位。

（4）心腔内径、左心室容积和左心室射血分数的精确测量。

（5）心内肿物的灌注显像。

（6）心肌灌注程度的评估

2. 临床应用

（1）精确测量左心室射血分数（LVEF）：左心室射血分数是评估心力衰竭临床预后的有效指标，在心脏显著扩大二维图像显示不佳和节段性室壁运动异常患者，二维超声测量 LVEF 存在很大差异，需要应用 LVO 精确测量 LVEF，例如肿瘤化疗药物对心肌损害的早期诊断，精准定量 LVEF 显得尤为重要。

（2）肥厚型心肌病：肥厚型心肌病不仅需要精确测量肥厚的程度，还要精准确定肥厚的部位，有利于对肥厚型心肌病进行诊断和精准治疗，尤其是 Liwen 术式的开展，应用 MCE 评估治疗疗效显得尤为重要。另外，肥厚型心肌病的不同表型如心尖肥厚型和心尖部室壁瘤型，由于近场分辨率较低，容易出现漏诊，需要超声造影剂进行明确诊断，建议疑似诊断肥厚型心肌病患者使用超声造影剂。

（3）心腔内肿物：心内肿物常见的有心内附壁血栓、良性或恶性肿瘤以及感染性心内膜炎导致的赘生物，常规二维超声心动图常常难以判断，超声造影剂有助于鉴别。心内血栓肿物内通常无灌注或少量低灌注；赘生物表现为低中灌注；良性肿瘤表现为低灌注；而恶性肿瘤表现为高灌注。

（4）负荷超声心动图：对于慢性冠状动脉综合征的诊断，负荷超声心动图是非常有效的诊断手段，无论是运动或药物负荷超声心动图联合使用超声造影剂能够增加诊断室壁运动异常的敏感性和特异性,MCE可以评估心肌缺血的范围和程度。

（5）心肌微循环障碍的评估:MCE能够对冠状动脉微循环障碍进行有效评估,"罪犯血管"开通后TIMI血流达到Ⅲ级,而受累范围的心肌微循环灌注仍然可能存在灌注不良。建议急性冠脉综合征患者介入治疗术后常规进行冠状动脉微循环评估,同时可以增加心肌梗死后相关并发症如心尖部新鲜血栓和心尖部室壁瘤形成的附加值。

五、注意事项、不良反应和报告内容

1. 注意事项

（1）检查造影剂制备药物的有效期,溶液是否澄清,有无杂质。

（2）LVO弹丸式或静脉推注速度不宜过快,避免形成后方声影,以免影响室壁运动异常的判读。

（3）MCE建议使用微量泵持续泵注,保持MCE效果的恒定和一致。

（4）建议检查前签署知情同意书。

（5）鉴于超声造影剂有罕见严重的不良反应如过敏性休克,建议常规进行血压、血氧、心电图监测,备用常用的抗过敏等抢救药物和抢救设备。

2. 不良反应 左心声学造影的不良反应较少,约为1/10 000,静脉注射后短时间内偶尔会出现面部潮红、头痛,注射点局部发热、红斑、皮疹、瘙痒等不适,持续时间较短,一般会自行消失。偶发过敏性休克,使用造影剂前应仔细了解造影剂特性,掌握适应证和禁忌证,了解可能发生的不良反应。床边应配备抗过敏、抗休克及心肺复苏的物品和药物,一旦发生严重不良反应,以便及时处理。

六、报告内容

1. 注射造影剂的种类和剂量、注射途径、注射后心腔显影描述。

2. LVEF 的精确测量。

3. 室壁厚度和室壁运动评分的描述。

4. MCE 后心肌灌注描述。

第五章　负荷超声心动图

负荷超声心动图（stress echocardiography）是用生理、药物和电生理等方法增加心脏负荷，用超声检测心血管系统对负荷的反应状况，从而对其相应的心血管生理及病理状态做出判断的一种方法。主要包括：①运动负荷试验，平板运动试验、踏车运动试验、二阶梯运动试验等；②药物负荷试验，正性肌力药（多巴酚丁胺）和血管扩张剂（双嘧达莫、腺苷）；③静态负荷试验，冷加压试验、等长握力试验、心房调搏等。

第一节　适应证及禁忌证

一、适应证

1. 冠状动脉疾病的诊断。
2. 已确诊患者的预后评估和危险分层（如心肌梗死后）。
3. 劳力性呼吸困难的病因学评估。
4. 非心脏手术前的危险性评估。
5. 再血管化治疗后的评估。
6. 缺血部位的评估。
7. 冠状动脉储备功能的评估。
8. 瓣膜疾病严重程度的评估。
9. 明确肥厚型心肌病病情严重程度并监测对治疗的反应。

10. 评估肺动脉高压。

二、禁忌证

(一) 绝对禁忌证

1. 高风险的不稳定型心绞痛、急性心肌梗死。

2. 近期静息心电图提示有明显的心肌缺血或其他急性心脏事件。

3. 急性全身感染伴发热、身体疼痛或淋巴结病。

4. 心脏内及深静脉血栓。

5. 有症状的主动脉瓣重度狭窄。

6. 失代偿性心力衰竭。

7. 不能控制的有症状伴血流动力学异常的心律失常。

8. 急性肺栓塞、肺梗死。

9. 急性心肌炎或心包炎。

10. 急性主动脉夹层。

11. 明显的支气管狭窄、低血压。

12. 身体残疾而不能安全和充分参加测试。

(二) 相对禁忌证

1. 已知的左侧冠状动脉主干狭窄。

2. 室壁瘤。

3. 不确定与症状相关的中至重度主动脉瓣狭窄。

4. 严重高血压(收缩压 >200mmHg 或舒张压 >110mmHg)。

5. 高度和Ⅲ度房室传导阻滞。

6. 近期脑卒中或短暂性脑缺血发作病史。

7. 不能控制的心动过速或心动过缓。

8. 精神创伤而导致不能充分配合运动。

9. 已知运动会加重的神经肌肉、肌肉骨骼疾病或类风湿疾病。

10. 未经治疗纠正的疾病状态(如糖尿病、甲状腺疾病、贫血、电解质紊乱)。

11. 慢性感染性疾病(单核细胞增多症、肝炎、艾滋病)。

如患者在运动测试中的获益大于风险,相对禁忌证可被取代。

第二节 操 作 方 法

一、药物负荷超声心动图

对于不能运动的患者,可采用药物负荷超声,主要采用多巴酚丁胺、腺苷两类药物。尽管血管扩张剂在心肌灌注中具有优势,但当评估局部室壁运动时则倾向使用多巴酚丁胺。

(一)常用超声切面

采集的超声图像应至少包括以下切面:胸骨旁左心室短轴系列切面、心尖四腔心切面、心尖两腔心切面及心尖长轴切面。应重点关注各节段室壁运动情况、心脏功能和各个瓣膜的跨瓣压差及反流。

(二)操作流程

1. 多巴酚丁胺负荷试验

(1)试验前准备:患者停用影响心肌收缩力的药物至少 3 天;操作医生了解病史、查体及适应证,有无禁忌证,并告知患者检查的风险和获益,签署知情同意书;建立静脉通道,三通连接静脉泵及生理盐水,平卧位记录静息状态心率、血压以及心电图的变化。

(2)药物剂量分组:标准多巴酚丁胺分级注射的起始剂量为 $5\mu g/(kg\cdot min)$,然后每 3 分钟增加到 $10\mu g/(kg\cdot min)$、$20\mu g/(kg\cdot min)$、$30\mu g/(kg\cdot min)$、$40\mu g/(kg\cdot min)$;小剂量注射的起始剂量为 $5\mu g/(kg\cdot min)$,然后每 3 分钟增加到 $10\mu g/(kg\cdot min)$、$20\mu g/(kg\cdot min)$。低剂量阶段有助于识别静息功能异常节段的心肌活性和缺血。如果为了达到目标心率需要使用阿托品,其剂量为 $0.25\sim0.5mg$,总量为 $2.0mg$。阿托品可增加接受 β 受体阻滞剂和单血管疾病患者多巴酚丁胺负荷超声心动图的敏感性,在测试的早期阶段可使用阿托品并加快多巴酚丁胺注射,减少注射次数。

（3）超声图像采集:选择药物负荷模式,采集静息期、每一级剂量及恢复期的超声图像。

（4）生命体征监测:在试验前静息状态和停药后恢复5分钟记录患者的心率、血压以及心电图,在试验过程中连续心电图和血压监测,询问患者症状,一旦出现严重不适,立即停止试验,并采取相应措施。

2. 腺苷负荷试验

（1）试验前准备同多巴酚丁胺负荷试验。

（2）药物剂量:以 $140\mu g/(kg\cdot min)$ 输注,给药时间 6 分钟（总剂量 0.84mg/kg）。

（3）超声图像采集:在静息期、给药 3 分钟、6 分钟、给药完毕以及停药后恢复 5 分钟采集超声图像。

（4）生命体征监测同多巴酚丁胺负荷试验。

（三）终止标准

1. 达到目标心率,即（220-年龄）×85% 或达到最大药物负荷剂量。

2. 严重心绞痛,或者受试者出现不能忍受的头痛、恶心、呕吐。

3. 心电图示 ST 段压低 >2mm。

4. 出现新发节段性室壁运动异常或原有静息节段室壁运动异常加重。

5. 严重的高血压（收缩压 >220mmHg 和/或舒张压 >120mmHg）或血压较静息状态下降 >20mmHg,或收缩压降低超过基础水平的 20%。

6. 严重的心律失常,如频发室早（室性期前收缩）或室速（室性心动过速）。

（四）结果判断

根据静息和负荷试验中的室壁运动情况（详见第二章第五节左心室收缩功能评价）进行判断:

1. 负荷超声阴性　达到目标心率,随负荷剂量的增加,室壁运动增强,未出现新的室壁运动异常。

2. 负荷超声阳性　在试验中,出现了新的至少2个相邻节段的室壁运动异常或原有室壁运动异常加重。

3. 存活心肌　静息时室壁运动减弱的节段,在低剂量多巴酚丁胺负荷超声试验时室壁运动增强,而高剂量时相应节段的室壁运动又减弱,则该节段为存活心肌。负荷超声试验存在假阳性和假阴性,依赖操作者的经验,需要对不同负荷剂量下同一切面图像进行分析,还需要结合临床情况,例如有无传导阻滞等,进行综合判断。

二、运动负荷超声心动图

对于可以运动的患者,推荐采用运动负荷而非药物负荷。平板运动可以获得更高的工作负荷和最大心率,可提供运动耐量、血压反应和心律失常等对临床诊断或预后评估有价值的信息,但图像采集困难,要求操作者在运动终止后迅速采集图像,否则可能出现假阴性结果。仰卧位踏车试验可在运动期间持续不间断成像,评估局部室壁运动,还可提供更多的多普勒信息,但患者往往由于腿部肌肉过早疲劳,达到运动负荷极量较为困难。

(一)常用超声切面

采集的超声图像应至少包括以下切面:胸骨旁左心室短轴系列切面、心尖四腔心切面、心尖两腔心切面及心尖长轴切面。重点关注各节段室壁运动情况、心脏功能和各个瓣膜的跨瓣压差及反流。

(二)操作流程

1. 平板运动试验

(1)试验前准备:患者在测试前3小时勿进食、饮酒或咖啡类饮品、抽烟,穿着舒适的鞋子及宽松的衣服;操作医生了解病史、查体及适应证,有无禁忌证,并告知患者检查的风险和获益,签署知情同意书;连接心电图,患者取左侧卧位,记录静息状态心率、血压以及心电图的变化。

（2）运动方案:平板运动最常使用 Bruce 方案,标准的 Bruce 方案以 2.7km/h 的速度和 10% 的斜率开始,改良的 Bruce 方案以 2.7km/h 的速度和 0 斜率、2.7km/h 的速度和 5% 的斜率 2 个 3 分钟为热身阶段。运动终止后,迅速（<60 秒）躺在检查床上左侧卧位。

（3）超声图像采集:在静息期、运动终止后即刻（1.0~1.5 分钟）采集超声图像。

（4）生命体征监测:在静息期、运动期和运动终止后恢复期记录患者的心率、血压以及心电图变化,询问患者症状,一旦出现严重不适,立即停止试验,并采取相应措施。

2. 仰卧位踏车试验

（1）试验前准备同平板运动试验。

（2）测试期:起始踏板阻力 25W,每 3 分钟递增 25W,以 60r/min 的负荷量开始运动,逐步提高运动等级。

（3）超声图像采集:在静息期、运动期踏板阻力 25~50W,运动期受试者心率 100~120 次/min,运动达峰和运动终止后恢复期采集超声图像。

（4）生命体征监测同平板运动试验。

（三）终止标准

1. 达到目标心率或达到最大运动量。

2. 心电图示 ST 段抬高 >1mm 或压低 >2mm。

3. 出现超过 2 个节段的明显室壁运动异常。

4. 严重心绞痛、中枢神经系统症状、灌注不良症状。

5. 严重的高血压（收缩压 >220mmHg 和/ 或舒张压 >120mmHg）或血压较静息状态下降 >20mmHg 同时合并其他任何心肌缺血证据。

6. 严重的心律失常,如室速（>4 个心动周期）、频发房颤、心室异位节律。

7. 严重疲劳、抽噎、气喘。

8. 患者要求。

9. 设备异常。

（四）结果判断

同药物负荷超声心动图。

第三节　不良反应及并发症预防

一、轻度不良反应

药物负荷超声心动图时可出现轻度不良反应,如心悸、气促、恶心、头痛、偶发性期前收缩、面部潮红等,一般不需特殊处理,可继续观察,药物停止输注后症状可自行消失。如症状持续存在或出现缺血表现(胸痛等症状)可应用药物来缓解不良反应。应用多巴酚丁胺进行负荷时,可舌下含服硝酸甘油,或静脉注射短效 β 受体阻滞剂;应用腺苷时,可静脉注射氨茶碱。

运动负荷超声心动图时也可出现轻度不良反应,如轻度胸闷、气短、胸痛、偶发性期前收缩、血压升高但无症状等,可继续运动并严密监测血压及心电图,并及时询问患者症状,运动停止后不良反应可缓解。

二、严重不良反应

当出现以下严重的不良反应时,应当立即停止负荷试验,并联系临床医生,及时给予相应的处理:

1. 严重心律失常　出现严重心律失常,包括阵发性室上性心动过速、Ⅱ度及以上房室传导阻滞、室性心动过速等,应当立即停止运动试验,给予吸氧、静脉滴注利多卡因,密切监测心率、血压和症状。如出现室颤、心搏骤停时立即给予心肺复苏,保持呼吸道通畅,维持呼吸,应用阿托品、肾上腺素等药物。

2. 典型心绞痛发作　患者出现明显胸痛,ST 段抬高,应立即停止运动试验,急查心肌酶谱、心损四项,给予吸氧,建立静脉通道,含服硝酸甘油(肥厚型心肌病患者除外),必要时急诊行冠脉支架植入手术。

3. 血压异常　检查过程中出现血压重度升高(收缩压 >220mmHg 和/或舒张压 >120mmHg)伴有头晕、眼花等症状,可停止运动试验,密切监测血压,口服降压药,必要时静脉应用降压药物。如患者出现血压递增不良或下降(运动过程中血压无明显上升或下降 <20mmHg)伴相关症状,可停止运动试验,密切监测血压。在运动负荷试验过程中出现低血压休克,应停止检查,给予患者吸氧,静脉补液,必要时应用多巴胺等升压药物并密切监测血压、心率。在药物负荷试验中出现严重低血压和心动过缓,可采用氨茶碱治疗。

4. 头晕、头痛、晕厥　药物负荷试验可扩张全身血管导致试验过程中头痛、头晕,停用药物后症状可自行缓解并消失;使用腺苷药物负荷试验出现此症状可用氨茶碱改善药物不良反应。运动试验由于剧烈运动后快速停止,从而引起反射性交感神经活动减弱,迷走神经活性增强,继而引起心血管抑制而发生晕厥,不伴有心律失常,一般可自行缓解。

第四节　临床应用

一、评估冠状动脉狭窄

对于怀疑冠状动脉粥样硬化性心脏病的患者,负荷超声心动图能够诱发其潜在的心肌缺血,如患者负荷试验结果呈阳性,提示存在心肌缺血,同时可确定缺血范围,也表明患者未来发生心血管事件的风险率较高。

二、评估存活心肌

多巴酚丁胺负荷超声心动图预测收缩功能恢复的敏感度为 71%~97%,特异度为 63%~95%。若小剂量多巴酚丁胺注射后,心肌收缩功能无改善,提示心肌无存活,即使进行血运重建也较难恢复左心室收缩功能。有研究显示,存活心肌面积超过左心室 25% 者血运重建后的效果更佳。

三、非心脏手术前的风险评估

心脏危险因素和负荷试验的评估结果有助于对拟接受非心脏手术的患者进行风险分层,并早期识别其中的高危患者。有研究表明,如缺血节段超过 3~5 个,在接受专科手术前对其进行再血管化干预,可使患者取得更大获益。

四、评价冠状动脉介入治疗和冠状动脉旁路移植术的效果

再血管化治疗(冠状动脉介入治疗或冠状动脉旁路移植术)后进行负荷超声心动图检查,如试验结果阳性,提示存在以下可能:①桥血管或靶血管再狭窄或闭塞;②未处理血管仍存在狭窄。提示患者未来仍有可能发生心血管事件,可能还需进一步处理。

五、评估瓣膜疾病的严重程度

1. 二尖瓣狭窄 负荷超声心动图主要用来揭示症状及评估二尖瓣狭窄的血流动力学影响。如果负荷状态下,患者出现呼吸困难,同时二尖瓣跨瓣平均压差超过 15mmHg,肺动脉收缩压超过 60mmHg,则提示需要手术治疗;若患者二尖瓣压差变化不明显,但肺动脉收缩压超过 60mmHg,则应考虑肺部病变可能。

2. 二尖瓣反流 负荷超声心动图通过评估二尖瓣反流的变化、肺动脉收缩压及左心室收缩储备,从而指导患者的治疗和判断预后。如果负荷状态下,二尖瓣反流程度升高一个级别(由中度变为重度)、肺动脉收缩压超过 60mmHg,以及收缩储备丧失(EF 增加小于 5% 或整体纵向应变增量小于 2%)均提示患者预后不良。

3. 主动脉瓣狭窄 对于无症状的重度主动脉瓣狭窄,运动负荷超声可发现症状进展,判断是否需要手术。在负荷状

态下,平均跨瓣压差明显增加(超过 18~20mmHg)、左心室收缩功能恶化、左心室收缩储备缺乏以及进展性肺动脉高压(肺动脉收缩压超过 60mmHg)是主要的危险因素标志,也可用于中度主动脉瓣狭窄患者的随访时间调整。

对于 EF 减低的低流量低跨瓣压差的主动脉瓣狭窄,建议采用低剂量多巴酚丁胺负荷超声:①评价左心室血流储备,有助于外科手术风险评估;②区分真、假性重度主动脉瓣狭窄,这是指导外科瓣膜置换手术决策的关键。对于 EF 正常的反常低流量低跨瓣压差的主动脉瓣狭窄,负荷超声也可用于区分真、假性重度主动脉瓣狭窄。

4. 主动脉瓣反流　对于主动脉瓣反流的患者,负荷超声心动图的作用主要是评价症状、运动耐量和左心室收缩功能对负荷的反应,左心室收缩储备不足与术后左心室功能不全有关。

六、明确肥厚型心肌病病情严重程度并监测对治疗的反应

对于运动后出现症状,但静息状态下未见明显流出道梗阻(左心室流出道压力阶差小于 30mmHg)的患者,推荐进行负荷超声心动图检查,以明确其有无隐匿性梗阻。宜采用运动负荷超声心动图,尽量避免采用药物负荷超声心动图,以避免诱发严重不良反应。此外,运动负荷超声还可以客观评估患者心肌机械力学、二尖瓣反流程度、运动耐量、症状和生活质量等,明确病情的严重程度,为患者提供客观的危险分层及预后信息,优化临床管理流程,监测对治疗的反应。

第六章 常见心血管疾病

第一节 先天性心脏病

一、房间隔缺损

房间隔缺损（atrial septal defect，ASD）简称房缺，是房间隔任何部位出现缺损造成左右心房之间的直接交通和血液分流，是最常见的先天性心脏病之一，其发病率占先天性心脏病的 10%~15%。本病可单独存在，也常合并其他心血管畸形，如肺动脉瓣狭窄、肺静脉异位引流及二尖瓣发育异常等，超声检查时需注意鉴别。

（一）适应证

临床或超声检查发现以下异常者，须重点明确或除外本病：

1. 心脏听诊发现胸骨左缘 2~3 肋间可闻及 1/6~3/6 级收缩期杂音。

2. 房间隔有回声中断或菲薄、膨出、摆动明显。

3. 右心房、右心室增大，肺动脉增宽。

4. 彩色多普勒血流成像（CDFI）发现心房水平分流血流。

5. CDFI 发现肺动脉瓣结构正常，但血流量增加，流速增快。

（二）超声心动图检查要点

1. 常用切面　胸骨旁大血管短轴切面、胸骨旁四腔心切面、心尖四腔心切面、剑突下四腔心切面、剑突下双心房切面、剑突下下腔静脉长轴切面。

2. 检查内容

（1）房间隔缺损的部位、数量、大小，残缘组织的长度、厚薄，缺损与邻近结构（二尖瓣、三尖瓣、上腔静脉、下腔静脉、主动脉根部、心房顶、冠状静脉窦）的关系。

（2）CDFI 观察房水平分流方向。

（3）肺动脉瓣形态，准确测量肺动脉瓣口流速。

（4）肺静脉的汇流方向及数量，判断有无肺静脉异位引流。

（5）右心房、右心室大小及右心室壁厚度。

（6）常规根据三尖瓣反流的峰值流速及右心房压力估测肺动脉收缩压，注意若合并右心室流出道狭窄或肺动脉瓣狭窄，此值为右心室收缩压，不能直接反映肺动脉压。

3. 注意事项

（1）注意心尖四腔心切面因声束方向与房间隔几乎平行，可能出现假阳性或高估房间隔缺损大小，应采用胸骨旁四腔心切面或剑突下四腔心切面，尽量使房间隔与声束方向垂直。

（2）原发孔型房间隔缺损常合并二尖瓣前叶裂及三尖瓣隔叶发育异常，需要仔细观察。

（3）静脉窦型房间隔缺损，位于上腔静脉或下腔静脉入口处，常合并肺静脉异位引流。对于靠近上、下腔静脉入口的房间隔缺损，建议采用剑突下上、下腔静脉长轴切面和经食管超声心动图以明确诊断。

（4）冠状静脉窦型房间隔缺损又称无顶冠状静脉窦综合征，是一类少见的房间隔缺损，其缺损发生在冠状静脉窦与左心房之间，常规扫查房间隔切面常不能清晰显示。对于冠状静脉窦增宽（>1.0cm）的患者，注意结合左上臂周围静脉造影和经食管超声心动图检查除外本病。

（5）卵圆孔未闭是指在房间隔中部，原发隔与继发隔交叠部分分离,CDFI 示该处斜行隧道样房水平左向右分流,宽度一般 <5mm,注意与卵圆孔重新开放(右向左分流)及卵圆窝处小房间隔缺损(垂直房间隔的分流束,可见回声中断)鉴别。

（6）未行介入或外科治疗的房间隔缺损应定期随访,注意比较房间隔缺损大小,分流情况,肺动脉压力,右心房室大小以及其他并发畸形。

（7）介入治疗(如二尖瓣球囊扩张术、二尖瓣钳夹术、左心耳封堵术、房颤消融术)后,患者可出现少量房间隔水平左向右分流。

（三）三维超声心动图

对于声窗条件较好的房间隔缺损患者,实时三维超声通过对心脏结构的立体取样,并在不同的方位及角度切割、观察能够清晰显示房间隔缺损的位置、大小及形态,为患者选择合适的治疗方式提供确切资料,也能为介入治疗术者选择正确的封堵器型号大小提供依据,并能为封堵术中及术后患者观察封堵器与毗邻结构的相互关系,提供清晰可靠的诊断方法。

（四）经食管超声心动图

TEE 是房间隔缺损的最佳显像工具。可清晰显示房间隔缺损边缘、大小,缺损与上、下腔静脉的关系,是否靠近房后壁等。TEE 也可以区分冠状静脉窦型房间隔缺损,诊断敏感性和特异性均为 96% 以上。可为经胸超声高度怀疑的房间隔缺损患者做出明确诊断,也可进一步明确房间隔缺损的分型、分流情况。

（五）右心声学造影

经胸超声高度怀疑房间隔缺损,但房间隔或分流显示不满意时,可使用右心声学造影。超声造影剂经周围静脉进入右心房后,若右心房内有充盈缺损区,即"负性造影区",或者让患者做 Valsalva 动作或用力咳嗽后,见到少量气泡漂入左心房,均提示存在房水平左向右或右向左分流,是诊断房间隔缺损的有力证据。

（六）超声报告结论须涵盖的内容

1. 病因诊断   先天性心脏病。

2. 房间隔缺损的分型   原发孔型、继发孔型、静脉窦型、冠状静脉窦型。

3. 房水平分流的方向   左向右、右向左或双向分流。

4. 肺动脉高压的程度   轻度、中度、重度。

5. 其他合并的心血管畸形或血流异常。

二、室间隔缺损

室间隔缺损（ventricular septal defect，VSD）简称室缺，是胚胎时期心室间隔部位发育异常导致缺损，形成两侧心室之间出现异常分流的先天性心脏病，室间隔缺损是最常见的先天性心脏病之一，其发病率占先天性心脏病的 20%~30%，没有明显的性别差异，可单独发生，也可以是法洛四联症、共同动脉干、心内膜垫缺损、大动脉转位、肺动脉闭锁、右心室双出口等复杂先天性心脏病的组成部分，室间隔缺损也可合并降主动脉缩窄、房间隔缺损、动脉导管未闭、肺动脉瓣狭窄等其他先天性心血管畸形。

（一）适应证

临床或超声检查发现以下异常者，须重点明确或除外本病：

1. 体检发现胸骨左缘 3~4 肋间 2/6~3/6 级或 3 级以上的收缩期吹风样杂音。

2. 室间隔回声中断。

3. 左心室、左心房内径增大。

4. CDFI 发现室水平异常分流。

5. 未明确原因的肺动脉高压。

（二）超声心动图检查要点

1. 常用切面   左心室长轴切面、胸骨旁主动脉瓣短轴切面、右心室流出道长轴切面、胸骨旁和心尖切面及剑下四腔心、五腔心切面，观察肌部室间隔缺损应结合胸骨旁左心室短轴系列切面。

2. 检查内容

（1）室间隔缺损的部位、数量、大小，残缘组织的长度，缺损与邻近结构（三尖瓣、主动脉瓣、主动脉窦、肺动脉瓣、右心室流出道）的关系。

（2）CDFI 观察室水平分流方向。

（3）肺动脉瓣形态，准确测量肺动脉瓣口流速。

（4）右心室流出道情况，准确测量右心室流出道流速。

（5）左心室、右心室内径及二者比例；肺动脉内径大小。

（6）在无右心室流出道及肺动脉瓣狭窄时，可以根据室间隔缺损分流的峰值流速及外周动脉收缩压估测肺动脉收缩压。

3. 注意事项

（1）室间隔缺损的类型多，可发生于室间隔的任何部位，超声检查必须运用多个切面扫查室间隔的各个部位。

（2）膜周部室间隔缺损为最常见的类型，缺损以室间隔膜部为起点，可扩展到毗邻各个部位的室间隔，根据其扩展的具体位置又可分为以下 3 个亚型：①单纯膜部型，室间隔缺损较小，仅局限于室间隔膜部，四周为纤维组织，且缺损周围常有纤维组织增生，形成假性室间隔膜部瘤；②膜周累及嵴下型，位于室上嵴下方，并累及室间隔膜部，后上方常与主动脉瓣右冠窦毗邻；③膜周累及流入部型，为室间隔缺损向后下方延伸，三尖瓣隔瓣的附着处构成了缺损的上缘。

（3）漏斗部室间隔缺损：缺损位于室间隔漏斗部，常合并主动脉瓣特别是右冠瓣脱垂，脱垂的瓣膜遮挡在室间隔缺损口处，诊断时容易低估室间隔缺损的实际大小。分为以下 2 个亚型：①干下型，是室间隔缺损中位置最高的一型，位于室上嵴上方，由主动脉瓣环和肺动脉瓣环的纤维连接构成，易累及主动脉瓣的支持结构，从而合并主动脉瓣尤其是右冠瓣脱垂并主动脉瓣关闭不全；②嵴上型和嵴内型，缺损位于室上嵴上方，其四周均为心肌组织。

（4）肌部室间隔缺损：此型较为少见，超声检查中容易漏诊，缺损部位累及室间隔肌部的任何位置，好发于心尖部，可单发亦可多发。

（5）急性心肌梗死的室间隔穿孔、外伤性室间隔损伤破裂等后天性病变也可形成类似室间隔缺损病变的血流动力学改变。

（6）室间隔膜部较菲薄，容易假性回声失落，应多切面观察室间隔回声失落及穿隔血流情况。

（7）未行治疗的室间隔缺损应定期随访，注意缺损大小、分流情况、肺动脉压、心脏腔室大小及周围组织关系。

（8）多发性室间隔缺损检出一处缺损后，应避免漏诊其他部位缺损，尤其是肌部小梁部的缺损，同时注意伴发畸形的检出。

（9）室间隔缺损时评估肺动脉压，不适宜应用三尖瓣反流评估，而应该用室间隔缺损的分流压差评估。

（三）三维超声心动图

实时三维超声可显示室间隔缺损的立体形态，显示室间隔缺损部位、大小及其空间毗邻，进行全方位观察，并显示二维超声无法观察的某些心脏结构，为准确诊断及合理选择治疗方式提供详尽信息。

（四）经食管超声心动图

与经胸超声心动图比较，经食管超声心动图对室间隔缺损的诊断无明显优势，只在肥胖、肺气肿、胸廓畸形患者等经胸透声窗不佳的情况下考虑应用。但在室间隔缺损介入性治疗，特别是肌部室间隔缺损及术后残余分流的室间隔缺损的介入治疗中有重要作用。

（五）超声报告结论须涵盖的内容

1. 病因诊断　先天性心脏病。
2. 室间隔缺损的分型　膜周部、漏斗部、流入部、肌部。
3. 心室水平分流方向　左向右、右向左或双向分流。
4. 肺动脉高压的程度　轻度、中度、重度。

5. 其他合并的心血管畸形。

三、动脉导管未闭

动脉导管未闭（patent ductus arteriosus, PDA）是指胎儿时期肺动脉与主动脉之间正常连接的动脉导管在出生后没有闭合，导致主动脉与肺动脉之间出现异常血流交通的一种先天畸形。是常见的先天性心脏病，占先天性心脏病 12%~21%，女性多发，男女比例约 1:2，常单独存在，亦可合并其他心血管畸形，如室间隔缺损、肺动脉瓣狭窄、主动脉瓣狭窄、主动脉缩窄等，在完全型大动脉转位、室间隔完整的肺动脉闭锁、主动脉弓离断、左心发育不良综合征等复杂先天性心脏病，PDA往往是患者存活的必要条件。

（一）适应证

临床或超声检查发现以下异常者，须重点明确或除外本病：

1. 体检发现胸骨左缘第 2、3 肋间闻及双期、连续性、机械样粗糙杂音。

2. 肺动脉与主动脉峡部之间的异常管道。

3. 左心室、左心房增大，肺动脉增宽。

4. CDFI 示肺动脉内异常血流。

5. 室间隔缺损、肺动脉瓣狭窄、主动脉瓣狭窄、主动脉缩窄、完全型大动脉转位、室间隔完整的肺动脉闭锁、主动脉弓离断、左心发育不良综合征者。

（二）超声心动图检查要点

1. 常用切面　左心室长轴切面、胸骨旁大动脉短轴切面、左高位胸骨旁矢状切面、胸骨上窝动脉导管切面。心底大动脉短轴切面特别注意观察主动脉与肺动脉间是否存在异常通道，勿把左肺动脉误认为动脉导管未闭。

2. 检查内容

（1）动脉导管的类型、内径、长度。

（2）CDFI 观察大动脉水平分流情况。

（3）肺动脉瓣形态,准确测量肺动脉瓣口流速。

（4）主动脉弓降部形态,准确测量内径及流速。

（5）左心室、左心房内径、主肺动脉、左右肺动脉内径、室壁厚度及运动幅度。

（6）常规根据动脉导管未闭收缩期分流流速及外周收缩压估测肺动脉收缩压。

3. 注意事项

（1）管型动脉导管未闭最常见,导管的主动脉端及肺动脉端管径均匀一致。

（2）漏斗型动脉导管未闭的主动脉端宽,而肺动脉端逐渐变细,形似漏斗状。窗型、瘤型及哑铃型动脉导管未闭均较少见,窗型导管极短,几乎无长度,但口径宽大,直径多大于10mm,介入治疗和手术治疗时可能出现困难;瘤型导管两端细,而中央呈动脉瘤样扩张,管壁常薄而脆;哑铃型导管中间细,而两端粗。

（3）肺动脉高压较重时,彩色多普勒分流不典型,应避免漏诊。

（4）注意与肺动脉瓣狭窄偏心性血流形成的涡流鉴别。

（5）注意观察主动脉弓降部发育情况,避免漏诊合并降主动脉缩窄、离断。

（三）超声报告结论须涵盖的内容

1. 病因诊断　先天性心脏病。

2. 动脉导管未闭的类型　管型、漏斗型、窗型、瘤型。

3. 大动脉水平分流方向　左向右、右向左或双向分流。

4. 肺动脉高压的程度。

5. 其他合并的心血管畸形。

四、肺动脉狭窄

肺动脉狭窄（pulmonary stenosis,PS）指发生于右心室流出道(右心室漏斗部)、肺动脉瓣、主肺动脉及其分支的先天性狭窄病变。通常分为肺动脉瓣狭窄（pulmonary valve stenosis)、肺动脉瓣下狭窄(pulmonary subvalvular stenosis)和肺动脉瓣上狭窄(pulmonary supravalvuar stenosis)三种,病变可累及单处或多处,可单独发生也常合并其他复杂畸形,如法洛四联症、右心室双出口、大动脉转位等,占先天性心脏病的12%~18%。

(一) 适应证

临床或超声检查发现以下异常者,须重点明确或除外本病:

1. 体检发现胸骨左缘 2、3 肋间粗糙响亮的收缩期喷射性杂音,肺动脉二音(P2)减弱或消失。

2. 肺动脉瓣瓣叶增厚,回声增强,粘连或肺动脉瓣发育异常,开放明显受限,开放呈"圆顶状"。

3. 肺动脉瓣上或瓣下隔膜回声、肺动脉内径较细小、右心室流出道增粗肌束等可能导致狭窄的病变。

4. 右心室肥厚、增大,右心室流出道内径小,其前壁增厚,肺动脉主干有不同程度扩张者。

5. 右心室流出道、肺动脉瓣、肺动脉内收缩期异常五彩射流。

6. 房间隔缺损、右心室双出口、大动脉转位、法洛四联症者。

(二) 超声心动图检查要点

1. 常用切面　心尖四腔心切面、大动脉短轴切面(胸骨旁、剑下)、右心室流出道长轴切面(胸骨旁、剑下)、胸骨上窝短轴切面及左肺动脉长轴切面。注意观察右心室有无肥厚,右心室流出道、肺动脉瓣、主肺动脉及其分支有无狭窄。

2. 检查内容

(1) 肺动脉瓣形态,右心室流出道内径、厚度、形态、是否有异常回声,肺动脉主干及其分支内径,狭窄范围等。

(2) CDFI 观察右心室流出道、肺动脉瓣口及肺动脉血流情况,准确测量右心室流出道、肺动脉瓣口及肺动脉峰值流速、计算压差。

（3）右心室大小,右心室流出道内径,右心室前壁厚度,肺动脉主干及其分支内径,判断有无房间隔缺损、动脉导管未闭等。

3. 注意事项

（1）右心室流出道狭窄:即肺动脉瓣下狭窄,分为 2 种:①隔膜型,肺动脉瓣下（一般距肺动脉瓣 1~10mm）,形成纤维环或隔膜,隔膜中央常有小孔,直径大小不等;②肌型,多系室上嵴融束和/或壁束异常肥厚、移位变形所致,形成纤维肌性或肌性狭窄,常有局部心内膜纤维化。

（2）肺动脉瓣狭窄:肺动脉瓣先天发育异常（隔膜样肺动脉瓣、肺动脉瓣二瓣化畸形、肺动脉环发育不良）,肺动脉瓣瓣叶交界处粘连融合等都可引起肺动脉瓣狭窄。

（3）肺动脉瓣上狭窄:根据狭窄的部位可分为:①主干型,狭窄累及主肺动脉和/或左右分支,最为常见;②外周型,狭窄位于肺段或肺叶动脉支,常为多发性;③混合型,兼有以上两型的特点,病变可为单侧或双侧。

（4）如周围肺动脉狭窄合并主动脉瓣上狭窄为 Williams 综合征的一个特征。

（5）未行治疗的肺动脉狭窄应定期随访,注意比较狭窄部位形态、范围改变,流速改变,右心室、右心室流出道内径、厚度变化及其他并发畸形。

（6）注意与容量负荷增加时肺动脉瓣血流速度增快鉴别,如房间隔缺损时。

（7）当同时存在多处狭窄时,不能精确测量各狭窄部位的压力阶差,需结合二维、CDFI 和频谱多普勒综合判断狭窄部位和程度。

（三）超声报告结论须涵盖的内容

1. 病因诊断　先天性心脏病。

2. 肺动脉狭窄的类型　肺动脉瓣、肺动脉瓣下（隔膜型、肌型）、肺动脉瓣上。

3. 肺动脉狭窄程度　轻度、中度、重度。

4. 其他合并的心血管畸形。

五、心内膜垫缺损

心内膜垫缺损(endocardial cushion defect,ECD)又称房室管畸形,是较为常见的先天性心脏病之一,占先天性心脏病的 4%~5%,常发生于唐氏综合征患儿。根据病变所累及的范围和程度可分为部分型、完全型和过渡型三种类型:①部分型心内膜垫缺损主要包括原发孔型房间隔缺损、原发孔型房间隔缺损合并部分房室瓣畸形如二尖瓣前叶裂或三尖瓣隔叶发育不良。②完全型心内膜垫缺损的特征为原发孔型房间隔缺损、室间隔缺损和共同房室瓣畸形。此型又分为 3 型,即 A 型:共同房室瓣前瓣分为二尖瓣和三尖瓣,腱索分别附着在室间隔缺损的顶端或两侧,此型最常见,约占 75%;B 型:共同房室瓣前瓣分为二尖瓣和三尖瓣,但腱索附着在室间隔右心室面的异常乳头肌上,此型少见,常合并大血管转位等畸形;C 型,共同房室瓣无二尖瓣和三尖瓣之分,无腱索附着而呈漂浮状,此型占 25%,常伴有肺动脉瓣狭窄。③过渡型心内膜垫缺损为二者的中间型,与完全型心内膜垫缺损的区别是过渡型室间隔缺损局限于膜部,完全型则累及整个流入部。过渡型房室瓣前后桥瓣在室间隔上融合,分成接近于正常的二尖瓣和三尖瓣。本病可单独存在,也常合并各种心血管畸形,如肺动脉瓣狭窄、继发孔型房间隔缺损、永存左上腔静脉、主动脉弓缩窄、右心室双出口、大动脉转位等。

(一) 适应证

临床或超声检查发现以下异常者,须重点明确或除外本病:

1. 体检发现胸骨左缘 2~3 肋间有收缩期杂音,P2 亢进且固定分裂。

2. 低位房间隔可疑回声中断,二尖瓣前叶可疑裂隙或三尖瓣隔叶发育不良。

3. 心腔扩大,尤其是右侧心腔。

4. CDFI 示心房、心室水平异常分流,房室瓣关闭不全。

5. 肺动脉瓣狭窄、继发孔型房间隔缺损、永存左上腔静脉、主动脉弓缩窄、右心室双出口、大动脉转位者。

6. 肺动脉高压、艾森门格综合征和右心衰竭。

（二）超声心动图检查要点

1. 常用切面　胸骨旁大血管短轴切面、心尖四腔心切面、胸骨旁四腔心切面、剑突下四腔心切面、剑突下双心房切面。

2. 检查内容

（1）原发孔型房间隔缺损的部位、大小,有无合并继发孔型房间隔缺损。

（2）确定有无室间隔缺损,室间隔缺损部位、大小。

（3）观察房室瓣畸形,如二尖瓣前叶裂、三尖瓣隔瓣发育不良;有无形成共同房室瓣及其腱索附着部位等。

（4）CDFI 观察心房、心室水平分流方向,瓣膜反流情况。

（5）肺动脉瓣形态,准确测量肺动脉瓣口流速。

（6）心脏各腔室大小及左右心室壁厚度。

3. 注意事项

（1）原发孔型房间隔缺损等同于部分型心内膜垫缺损,均合并不同程度的二尖瓣裂、三尖瓣隔叶发育不良或部分缺如,若发现明显的二尖瓣反流或三尖瓣反流,则需明确有无相关瓣叶病变。

（2）部分型心内膜垫缺损易与扩张的冠状静脉窦相混淆,应注意在非标准心尖四腔心切面不要将增宽的冠状静脉窦误认为是原发孔型房间隔缺损,前者多与永存左上腔静脉、心内型肺静脉异位引流相关,应仔细扫查在清晰显示房室瓣开闭时,发现低位房间隔缺损导致心内十字交叉结构消失才可确认为原发孔型房间隔缺损,如从任何角度可观察到房室瓣环处有房间隔组织残端则可能是增宽的冠状静脉窦。

（3）与无顶冠状静脉窦综合征相鉴别,无顶冠状静脉窦是一类少见的房间隔缺损,其缺损发生在冠状静脉窦与左心房之间,部分切面的原发孔型房间隔缺损分流部位与无顶冠状静脉窦分流部位相似,但无顶冠状静脉窦在常规扫查房间隔的切面一般均未显示房间隔回声失落,此点有助于鉴别。

（4）怀疑过渡型心内膜垫缺损时注意有无微小室间隔缺损。

(三) 三维超声心动图

采用实时三维超声显示本病解剖结构的改变有优势,可清晰显示瓣叶裂隙形成的程度、发育短小或形成共同房室瓣叶以及形成共同房室口后桥叶的数目及形态等。可以从不同的角度观察瓣膜、瓣环、缺损等的形态、位置,可提供更详尽的信息。

(四) 超声报告结论须涵盖的内容

1. 病因诊断　先天性心脏病。

2. 心内膜垫缺损的分型　完全型（A、B、C 型）、部分型、过渡型。

3. 原发孔型房间隔缺损,心房水平分流方向。

4. 室间隔缺损（完全型和过渡型患者）部位、分流方向。

5. 二尖瓣前叶裂或三尖瓣隔瓣发育不良/缺如（部分型）、共同房室瓣（完全型）关闭不全程度。

6. 肺动脉高压的程度　轻度、中度、重度。

7. 其他合并的心血管畸形。

六、三尖瓣下移畸形

三尖瓣下移畸形又称埃布斯坦综合征（Ebstein anomaly）,是一种少见的先天性心脏病之一,占先天性心脏病的0.5%~1%,男女比例大致相当。本病可单独存在,也常合并其他心血管畸形,如房间隔缺损、室间隔缺损、动脉导管未闭、肺动脉瓣狭窄、肺动脉瓣闭锁等,检查时需注意。

(一) 适应证

临床或超声检查发现以下异常者,须重点明确或除外本病:

1. 体检发现胸骨下段三尖瓣听诊区收缩期杂音,第二心音非固定分裂。

2. 三尖瓣隔叶或后叶附着点较正常低,与二尖瓣前叶附着点之间距离增大。

3. 右心房明显增大。

4. 明显的三尖瓣反流,且反流起始部位低于生理瓣环。

(二) 超声心动图检查要点

1. 常用切面　心尖四腔心切面、右心室流入道切面及大动脉短轴切面。

2. 检查内容

(1) 三尖瓣形态,前叶瓣体发育程度,隔叶、后叶下移的程度,瓣体大小,距离三尖瓣环的距离,是否下移至流出道,是否造成右心室流出道狭窄。

(2) CDFI 观察三尖瓣反流的真实部位、程度。

(3) 判断有无房间隔缺损、室间隔缺损,动脉导管未闭等情况。

(4) 房化右室及功能性右心室的大小。

(5) 左心室大小,室间隔偏移程度。

3. 注意事项

(1) 注意心尖四腔心切面是观察三尖瓣隔叶附着点的最佳切面,右心室流入道切面是观察三尖瓣后叶附着点的最佳切面。

(2) 三尖瓣下移畸形常合并有房间隔缺损或卵圆孔未闭,应仔细检查。

(3) 三尖瓣前叶位置正常,仅隔叶或后叶轻度下移时,形成房化右室面积小,患者无症状,容易漏诊。

(4) 三尖瓣下移畸形有时隔叶和后叶下移位置较低,接近心尖部甚至下移至右心室流出道;有时可出现隔叶或后叶缺如或仅有少量瓣叶残迹。

(三) 经食管超声心动图

成人三尖瓣下移畸形怀疑合并房间隔缺损或卵圆孔未闭

时,可选择 TEE 检查,进一步明确房间隔缺损或卵圆孔未闭是否存在,显示分流方向,测量内径。儿童一般经胸超声可清晰显示心内结构,无需 TEE 检查。

(四) 超声报告结论须涵盖的内容

1. 病因诊断　先天性心脏病。

2. 三尖瓣下移畸形　隔叶、后叶有无缺如或发育异常,下移距离。

3. 房化右室与功能右心室的比例。

4. 其他合并的心血管畸形。

七、法洛四联症

法洛四联症(tetralogy of Fallot,TOF)是最常见的复杂先天性心脏病,占所有先天性心脏病的 10%~14%。其胚胎学病因是双心室流出道及大动脉的分隔异常,漏斗部室间隔向左前方移位,造成右心室流出道及肺动脉狭窄,错位型室间隔缺损,主动脉骑跨于室间隔缺损之上,出生后由于右心室后负荷增高,右心室壁会出现肥厚。TOF 常合并卵圆孔未闭或/和Ⅱ孔型房间隔缺损(ASD)等。根据漏斗间隔移位的程度导致的右心室流出道及肺动脉狭窄程度不同,TOF 分为轻型、中型、重型。轻型和中型手术效果好,可以达到根治效果。重型可能面临多次手术。肺动脉严重发育不良的重型 TOF 可能无有效手术指征。

(一) 适应证

临床或超声发现以下异常者,须重点明确或除外本病:

1. 发育迟缓,活动能力和耐力差,活动时喜蹲踞。

2. 唇、指、趾等部位发绀,出现杵状指、趾。

3. 胸骨左缘第 2~4 肋间闻及Ⅲ级以上粗糙收缩期杂音,肺动脉瓣第二音减弱或消失。

4. 胸部 X 线检查提示肺血减少。

(二) 超声心动图检查要点

1. 常用切面　胸骨旁左心室长轴切面、胸骨旁大动脉短轴系列切面、心尖四腔心及心尖五腔心切面、剑突下主动脉和肺动脉长轴切面、剑突下右心室流出道长轴切面、剑突下双心房切面、胸骨上窝主动脉弓长轴切面。

2. 检查内容

（1）室间隔缺损的部位、大小、分流方向。

（2）主动脉增宽和骑跨程度。

（3）左、右心室大小及右心室壁厚度。

（4）右心室流出道及肺动脉瓣狭窄程度：测量右心室流出道内径、肺动脉瓣环内径。

（5）肺动脉及左、右肺动脉发育情况：测量主肺动脉及左、右肺动脉主干内径。

（6）CDFI 观察右心室流出道及肺动脉口的高速血流，CW 或高频 PW 准确测量右心室流出道及肺动脉瓣口峰值流速。胸骨上窝切面观察动脉导管分流或体肺侧支血流。

（7）合并畸形：主动脉弓位置，冠状动脉起源和走行，是否存在卵圆孔未闭、房间隔缺损等。

3. 注意事项

（1）肺动脉发育情况对于选择手术方式至关重要。需要反复调整切面准确测量主肺动脉及左、右肺动脉主干的内径。左、右肺动脉要尽可能显示至肺门处。测量肺门处左、右肺动脉内径及膈肌水平降主动脉内径可以计算 McGoon 比值。McGoon 比值≥1.2 是根治手术标准，1.0≤McGoon 比值 <1.2，需结合年龄、侧支开放情况选择姑息手术或根治手术（6 个月以下可以考虑根治，大于 6 个月慎重选择一次性根治，可先选择 SANO 或 B-T 分流，二次手术根治）。McGoon 比值 <1.0，选择姑息手术，待肺动脉发育改善后再行根治术。另外明确肺动脉瓣环的发育对于判断是否需要远期二次肺动脉瓣置换或成形术很重要。肺动脉瓣环 Z 值大于 –2，一般可免于二次肺动脉瓣置换（成形）术。

（2）对于肺动脉分支发育不良者，多发体肺侧支开放患者需行 CTA 或心血管造影检查以明确肺动脉分支及体肺侧支情况。超声对于肺内分支及降主动脉侧支显像困难,无法准确判断。

（3）冠状动脉是否有畸形。TOF 容易合并冠状动脉畸形,需注意识别并诊断。尤其需要明确是否有左冠状动脉起自右冠窦,此时左冠状动脉会走行于右心室流出道表面,没办法实行右心室流出道切口建立跨环补片,对于肺动脉瓣环发育差的患儿只能选择外管道连接右心室流出道与主肺动脉。

（4）注意需与右心室双出口、合并室间隔缺损的肺动脉闭锁等疾病进行鉴别。

(三) 超声报告结论须涵盖的内容

1. 病因诊断　先天性心脏病法洛四联症。

2. 右心室流出道狭窄程度,肺动脉瓣环 Z 值、主肺动脉及左、右肺动脉内径及 Z 值。

3. 室间隔缺损部位及大小。

4. 左、右心室的大小。

5. 冠状动脉发育情况。

6. 合并畸形。

八、双腔右心室

双腔右心室（double chamber of right ventricle,DCRV）是右心室流出道狭窄的一种类型。右心室流出道局部形成肌性狭窄环将流出道分隔为流入腔和流出腔两个腔,流入腔为高压腔,流出腔为低压腔。其发病率占先天性心脏病的 1.5%~2.6%,常合并室间隔缺损（VSD）,需要与 TOF 进行鉴别。

(一) 适应证

临床或超声发现以下异常者,须重点明确或除外本病:

1. 活动后蹲踞,口唇发绀。

2. 胸骨左缘第 2~4 肋间有粗糙的全收缩期喷射性杂音,肺动脉瓣区第二心音正常或减弱。

3. 胸部 X 线提示肺血减少,右心增大。

（二）超声心动图检查要点

1. 常用切面　胸骨旁左心室长轴切面、胸骨旁短轴-主动脉瓣水平切面、心尖四腔心切面、剑突下右心室流出道长轴切面。

2. 检查内容

（1）右心室流出腔腔内肌性狭窄环位置，舒张期交通口内径。

（2）CDFI 显示狭窄交通口的高速血流，CW 测量狭窄口峰值流速和压差。

（3）肺动脉瓣环及瓣发育情况，是否合并瓣狭窄。

（4）是否合并室间隔缺损，缺损部位、大小及其与狭窄部位的关系。

（5）CDFI 观察室间隔缺损的分流方向，CW 测量分流速度和压差。

3. 注意事项　重度 DCRV 合并大的室间隔缺损时需要和 TOF 进行鉴别，诊断要点包括：①TOF 主要解剖结构畸形是漏斗间隔前移，造成错位型室间隔缺损，DCRV 无室间隔移位；②标准 TOF 均合并不同程度的肺动脉瓣狭窄和肺动脉发育小，DCRV 少有合并肺动脉瓣狭窄；③DCRV 是右心室流出道肌性狭窄环形成，其余部位无狭窄，TOF 常是右心室流出道整体狭窄。

（三）超声报告结论须涵盖的内容

1. 病因诊断　先天性心脏病、双腔右心室。
2. 右心室流出腔梗阻部位和压差。
3. 合并室间隔缺损的部位和分流方向。
4. 其他合并的心血管畸形。

九、右心室双出口

右心室双出口（double outlet of right ventricle，DORV）是一种少见的复杂先天性心脏病，发生率占先天性心脏病的 1%~2%。指两根大动脉的全部或一根大动脉的全部与另一根大动脉的大部分起自解剖学右心室,而室间隔缺损为左心室唯一出口。DORV是解剖结构最复杂多变的一类心脏畸形,涉及大动脉位置关系、室间隔缺损的位置、肺动脉口是否狭窄三部分的解剖结构变异,不同的解剖变异对应不同的手术矫治方式及临床预后。

(一) 适应证

临床或超声发现以下异常者,须重点明确或除外本病:

1. 气促,喂养困难。生长发育迟缓。

2. 听诊心脏杂音。

3. X线肺血增多或减少。

(二) 超声心动图检查要点

1. 常用切面 胸骨旁左心室长轴切面、胸骨旁短轴-主动脉瓣水平切面、胸骨旁右心室流出道长轴切面、心尖四腔心和心尖五腔心切面、剑突下右心室流出道长轴切面、剑突下双心房切面。

2. 检查内容

(1) 内脏及心脏位置。

(2) 两大动脉起源于右心室部位、是否骑跨、骑跨程度,瓣下圆锥的发育,两大动脉位置关系是否异常。

(3) 室间隔缺损的部位,与大动脉的空间关系,能否与其相关的大动脉建立内隧道连接。

(4) 是否合并肺动脉瓣或瓣下狭窄、狭窄程度。

(5) 合并畸形。

3. 注意事项

(1) DORV 的畸形诊断指导外科术式选择,超声诊断需明确 3 个要素:①大动脉的位置关系,正常型还是大动脉转位型;②室间隔缺损与大动脉的位置关系,相关型还是远离型;③肺动脉瓣或瓣下是否狭窄,狭窄型还是肺动脉高压型。

(2) 大动脉连接关系正常,室间隔缺损位于主动脉瓣下时需与错位型室间隔缺损鉴别。二者的鉴别主要根据主动脉瓣与二尖瓣环是否发生分离。如果二者之间分离为长纤维连接或肌性连接,则无论主动脉向右心室骑跨多少,均诊断为DORV。如果仍未分离连接,则主动脉骑跨率 >75% 时才诊断DORV。

（3）对于大动脉关系正常,室间隔缺损位于主动脉瓣下,合并肺动脉瓣或瓣下狭窄的 DORV,需要与 TOF 鉴别,主要鉴别点与错位型室间隔缺损与 DORV 的鉴别点一样,主要看主动脉与二尖瓣环是否发生分离或者主动脉骑跨率是否大于75%。

（4）一种罕见情况是无室间隔缺损或微小室间隔缺损的DORV。此种类型的 DORV 常见于胎儿,左心室均发育不良,单一右心室发育,两大动脉均起自单一右心室。此时诊断为右心室型单心室,大动脉异位更为合理。

（5）对于肺动脉高压型的 DORV,大龄患儿需要右心导管检查排查阻力型肺动脉高压。对于肺动脉狭窄型 DORV 需要心血管造影或心脏 CT 检查明确肺动脉分支发育情况。

（三）超声报告结论须涵盖的内容

1. 病因诊断　先天性心脏病、右心室双出口。
2. 大动脉起源部位、骑跨程度、空间位置关系。
3. 室间隔缺损位置及其与大动脉的关系。
4. 是否合并肺动脉口狭窄以及狭窄程度。
5. 其他合并的心血管畸形。

十、大动脉转位

大动脉转位（transposition of great arteries,TGA）是指主动脉和肺动脉位置对调,主动脉位于肺动脉的前方,与右心室相连接;而肺动脉位于主动脉的后方,与左心室相连接,其心房可以是正位的,也可以是反位的,同时心脏可以出现在胸腔的任何位置,包括左位心、右位心和中位心。分为完全型大动脉转位（complete transposition of great arteries）和矫正型大动脉转位（corrected transposition of great arteries）。

完全型大动脉转位是指房室连接正常而主动脉完全或大

部分起自右心室、肺动脉完全或大部分起自左心室的先天性心脏畸形。完全型大动脉转位是新生儿期最常见的发绀型先天性心脏病之一,居发绀型先天性心脏病的第2位,发病率为0.2‰~0.3‰。占先天性心脏病总数的5%~7%,男女患病之比为(2~4):1。本病可单独存在,也常合并其他心血管畸形,如房/室间隔缺损、肺动脉瓣狭窄等,检查时需注意鉴别。

矫正型大动脉转位是由于同时存在房、室连接不一致和大动脉与心室连接不一致而形成的一种心脏畸形,由于心脏内的血流基本维持了正常的方向,因此大多不出现发绀等临床表现,晚期可因右心室无法长期承担体循环负荷,或进行性加重的体循环三尖瓣反流而出现心力衰竭表现。

(一) 适应证

临床或超声检查发现以下异常者,须重点明确或除外本病:

1. 明显的青紫,伴有/不伴有肺动脉瓣收缩期粗糙杂音。

2. 左心室发出肺动脉,右心室发出主动脉。

3. 主动脉和肺动脉失去正常环抱关系,两者位置发生互换或变化。

4. 肺动脉瓣狭窄,或肺动脉增宽、高压。

5. CDFI示左心室血流主要进入肺动脉,右心室血流主要进入主动脉。

(二) 超声心动图检查要点

1. 常用切面　胸骨旁左心室长轴切面、大血管短轴切面、右心室流出道长轴切面、心尖五腔心切面、左心室长轴切面、剑突下五腔心切面、剑突下双心房切面、剑突下上、下腔静脉长轴切面等。

2. 检查内容

(1) 肝、脾和胃泡等内脏位置,心脏整体的位置。

(2) 体静脉、肺静脉与心房的连接关系,确定左、右心房的相对位置。

(3) 二、三尖瓣的位置及左、右心室的形态与相对位置。

（4）心房与心室的连接关系。

（5）主动脉与肺动脉的相对位置,大动脉与左、右心室的连接关系。

（6）房、室间隔缺损的部位、大小,数量,未闭的动脉导管内径。

（7）肺动脉瓣形态、有无狭窄或瓣下流出道梗阻。

（8）左、右心房、心室大小及右心室壁厚度,体循环右心室的功能,体循环三尖瓣反流程度。

（9）CDFI 观察左、右心房、心室的血流路径,房、室、大动脉水平分流及方向,测量肺动脉瓣口流速和压力阶差,根据解剖二尖瓣(肺循环房室瓣)反流的峰值流速及上游心房压力估测肺动脉收缩压,注意若合并瓣下流出道狭窄或肺动脉瓣狭窄,此值为减去狭窄处的压力阶差,根据肺动脉瓣反流的峰值流速及上游心房压力可估测肺动脉平均压。

3. 注意事项

（1）升主动脉和肺动脉主干单从形态上不易鉴别,应从其远端走行延伸及分支情况进行鉴别,升主动脉较长,其远端移行为主动脉弓,并发出三支头臂动脉,而肺动脉主干相对略短,远端分为两条基本对称的分支。

（2）主动脉大部分发自于右心室,而肺动脉大部分发自于左心室,即可诊断大动脉转位,但进一步分型应该观察心房与心室的连接关系是否一致。

（3）不存在肺动脉狭窄的病例大多合并肺动脉高压,应对其程度进行评估。

（三）经食管超声心动图

经食管超声心动图可清晰显示上、下腔静脉、肺静脉与心房的连接关系,协助区分左、右心房,确定心房位置;也可清楚显示房室连接、心室与大动脉连接关系,观察肺动脉瓣叶启闭和近段肺动脉发育情况,观察心脏其他合并畸形,如房/室间隔缺损、冠状动脉起源异常等情况。

(四) 超声报告结论须涵盖的内容

1. 病因诊断　先天性心脏病。

2. 大动脉转位的分型　完全型、矫正型。

3. 有无肺动脉狭窄。

4. 有无肺动脉高压及其程度　轻度、中度、重度。

5. 其他合并的心血管畸形。

十一、永存动脉干

永存动脉干(persistent truncus arteriosus,PTA)是指只有单独一支大动脉干自心底部发出,动脉干骑跨于室间隔的上方,接受来自左、右心室的血液,只有一组半月瓣,且瓣的数目 2~6 个不等,外周动脉、冠状动脉和肺动脉均由此大动脉干发出,供应体循环、冠脉循环和肺循环,被认为是胚胎发育早期的共同动脉未能分隔所致。本病少见,占存活心脏病的 0.1%~1.7%。约 10% 的 PTA 合并染色体异常,主要为 22q11 的微缺失。分为 4 型:①左、右肺动脉通过一根较短的肺动脉总干起自动脉干;②左、右肺动脉分别自动脉干的后壁发出;③左、右肺动脉分别自动脉干的侧壁发出;④没有肺动脉自动脉干发出,左、右肺血均由支气管动脉供应。

(一) 适应证

临床或超声检查发现以下异常者,须重点明确或除外本病:

1. 明显的青紫,伴有/不伴有呼吸困难、心力衰竭或心动过速。

2. 只有单独一支大动脉由左心室、右心室共同发出,或由一个心室单独发出。

3. 肺动脉瓣结构消失,只有一组半月瓣。

4. 肺动脉主干缺如或者直接发自动脉干。

5. 左、右肺动脉由肺动脉主干发出或者由动脉干直接发出或缺如。

6. CDFI 示左、右心室血流均进入动脉干。

(二) 超声心动图检查要点

1. 常用切面　胸骨旁左心室长轴切面、大血管短轴切面,心尖四腔心、五腔心切面、左心室长轴切面,剑突下五腔心切面、剑突下双心房切面,胸骨上窝主动脉弓长轴、短轴切面,胸骨上窝左、右肺动脉长轴切面等。

2. 检查内容

(1) 肝、脾和胃泡等内脏位置,心脏整体的位置。

(2) 腔静脉、肺静脉与心房的连接关系,确定左、右心房的相对位置。

(3) 二、三尖瓣的位置及左、右心室的形态与相对位置。

(4) 心房与心室的连接关系。

(5) 有几支大动脉由心底部发出,及其与左、右心室的连接关系。

(6) 房、室间隔缺损的部位、大小、数量,未闭的动脉导管的管径。

(7) 有无肺动脉瓣及肺动脉主干结构,左、右肺动脉由哪一支大动脉发出;左、右肺动脉与动脉干的连接关系。

(8) CDFI 观察左、右心房、心室的血流路径,房、室、大动脉水平分流及方向,观察有无血流经肺动脉瓣口进入肺动脉主干,左、右肺动脉的血流来源,动脉干哪个位置发出异常分支血流,包括肺动脉主干,左、右肺动脉和/或较大的侧支血管或动脉导管的血流。

3. 注意事项

(1) 永存动脉干与法洛四联症合并肺动脉严重发育不良或肺动脉闭锁合并室间隔缺损有时很难鉴别,应特别注意观察右心室流出道、肺动脉瓣及肺动脉主干的发育情况。

(2) 永存动脉干有多种亚型,超声检查有时难以准确显示,此时应结合心血管造影、CT、磁共振成像等检查进行综合判断。

(3) 部分患者胸骨旁左心室长轴可显示自共同动脉干发出的肺动脉,大动脉短轴仅显示粗大的共同动脉干的短轴位于中央,于左前方不能显示漏斗部、肺动脉瓣和肺动脉主干及分支的存在。

（4）室间隔上部缺损多位于动脉干瓣下,较大,常为干下型。

(三)经食管超声心动图

对较大的儿童及成人患者可行经食管超声心动图检查,可进一步判定右心室流出道和肺动脉瓣是否缺如,以及动脉干近端发出肺动脉的部位、数目及并存的其他畸形,以便鉴别诊断。

(四)超声报告结论须涵盖的内容

1. 病因诊断　先天性心脏病。
2. 永存动脉干及分型。
3. 其他合并的心血管畸形。

十二、主动脉弓离断

主动脉弓离断(interruption of aortic arch,IAA)又称主动脉弓缺如,是指升主动脉与降主动脉之间连接中断。是在胚胎时期第5到第7周时,主动脉弓发育异常引起的一种罕见的先天性心血管畸形,占先天性心脏病的1%~4%。中断处以远的弓、降主动脉通过未闭导管血流供应体循环。超过25%的患儿存在22号染色体q11节段微缺失(DiGeorge综合征)。病理分型:A型,主动脉弓中断在左锁骨下动脉起始部的远端;B型,主动脉弓中断在左锁骨下动脉与左颈总动脉之间;C型,主动脉弓中断在左颈总动脉与无名动脉之间。主动脉弓离断患者中A型居多,约占55%,B型次之,约占40%,C型罕见,约占5%。合并动脉导管未闭、室间隔缺损者分别可高达98%、96%。亦可合并主肺动脉间隔缺损、永存动脉干、主动脉瓣畸形或瓣下狭窄、二尖瓣发育异常、完全心大动脉转位、右心室双出口、左心发育不良综合征、单心室等其他畸形。

(一)适应证

临床或超声检查发现以下异常者,须重点明确或除外本病：

1. 出生后迅速出现进行性心力衰竭。

2. 出现差异性发绀。

3. 上、下肢动脉搏动有区别,离断远端的动脉搏动弱。

4. 重度肺动脉高压,肺动脉瓣区第二音亢进及有舒张期杂音。

(二) 超声心动图检查要点

1. 常用切面　胸骨旁左心室长轴切面,大血管短轴切面,心尖四腔心、五腔心切面、左心室长轴切面,剑突下五腔心切面,剑突下双心房切面,剑突下上、下腔静脉长轴切面,胸骨上窝主动脉弓长轴、短轴切面,胸骨上窝左、右肺动脉长轴切面等。

2. 检查内容

(1) 主动脉弓的连续性是否中断,及中断的部位。

(2) 未闭的动脉导管的内径、血流方向。

(3) 三支头臂动脉的血流来源,来自主动脉弓还是动脉导管。

(4) 肺动脉瓣形态,测量肺动脉瓣口流速。

(5) 左、右心房、心室大小及右心室壁厚度。

(6) 根据三尖瓣反流的峰值流速及右心房压力估测肺动脉收缩压,注意若合并右心室流出道狭窄或肺动脉瓣狭窄,肺动脉收缩压为右心室收缩压减去狭窄部位收缩期的压力阶差。

3. 注意事项

(1) 当观察到大血管不成比例,主动脉细小与肺动脉扩张,肺动脉与降主动脉之间有比较粗大的动脉导管时,应高度怀疑本病或主动脉弓缩窄。

(2) 当离断部位在主动脉弓发出左侧锁骨下动脉后的远端,离断部位常显示欠清楚,应寻找最佳显示切面,仔细观察该处管道及管腔结构是否存在。

(3) 如果难以从二维图像上判断是否离断或重度狭窄,

应采用彩色多普勒血流显像,仔细观察病变部位是否有细小的血流通过,并观测血流方向和速度。

（4）当离断位于左锁骨下动脉或者左颈总动脉近心段,主动脉弓远心段血流将逆向灌注左锁骨下动脉及左颈总动脉,CDFI显示其管腔内全心动周期的逆向血流,频谱多普勒也能证实其血流呈反向。

（5）绝大部分病例均合并动脉导管未闭,注意观察导管的形态,测量其内径与长度,CDFI观察其血流的方向和分流的时相。

（6）主动脉弓发育不良时,动脉导管与降主动脉的连续常被误认为正常的主动脉弓,应注意鉴别。

（7）如果没有发现动脉导管未闭,应注意观察离断部位近心段与远心段之间有无粗大的侧支循环建立。

（8）该病患者均存在比较严重的肺动脉高压,应予以准确的评估。

（三）经食管超声心动图

对较大的儿童及成人患者可行经食管超声心动图检查,可进一步观察主动脉弓是否离断、有无血流通过,可更清楚地观察室间隔缺损和动脉导管未闭及其他合并畸形,以便鉴别诊断。

（四）超声报告结论须涵盖的内容

1. 病因诊断　先天性心脏病。

2. 主动脉弓离断及其分型。

3. 室水平和动脉导管分流的方向　左向右、右向左或双向分流。

4. 肺动脉高压的程度。

5. 其他合并的心血管畸形。

十三、主动脉缩窄

主动脉缩窄（coarctation of aorta,CoA）是指主动脉局限性狭窄,发病率约占先天性心脏病的1.6%。狭窄可发生在主动脉的任何部位,多发生在主动脉峡部,少数位于左颈总动脉和左锁骨下动脉之间,发生于无名动脉和左颈总动脉之间者更少见;峡部狭窄可同时伴有主动脉弓狭窄,偶见同时伴有降主动脉及腹主动脉狭窄。常合并主动脉瓣二叶畸形,升主动脉内径正常或扩张,降主动脉内径可正常或有狭窄后扩张。还可合并主动脉瓣瓣上或瓣下狭窄、Shone 综合征、二尖瓣(瓣上)狭窄等其他复杂畸形。主动脉缩窄与特纳(Turner)综合征、Williams 综合征相关。CoA 可分为以下 3 种类型:①孤立性 CoA;②CoA 合并室间隔缺损;③CoA 合并其他心内畸形。根据缩窄的范围和程度,可将 CoA 分为单纯性 CoA 与主动脉弓发育不良两类,后者多指主动脉横弓或峡部存在一定程度的狭窄。根据狭窄位于动脉导管开口的近心段还是远心段,又分为导管前型和导管后型狭窄。主动脉缩窄平面近端,血容量增加,血压上升,多伴有左心室心肌肥厚;狭窄部位以远,血流减少,血压降低。

(一) 适应证

临床或超声检查发现以下异常者,须重点明确或除外本病:

1. 血压增高,上肢血压远比下肢血压高。

2. 上、下肢动脉搏动有区别,下肢的动脉搏动弱。

3. 左心负荷加重,左心室肥厚、劳损,甚至左心衰竭。

4. 特纳(Turner)综合征或 Williams 综合征。

(二) 超声心动图检查要点

1. 常用切面　主要应用胸骨上窝主动脉弓长轴切面图,显示主动脉弓、峡部及胸主动脉起始部,必要时追踪显示胸主动脉及腹主动脉,其他切面还包括胸骨旁左心室长轴切面,大血管短轴切面,心尖四腔心、五腔心切面,左心室长轴切面,剑突下五腔心切面、剑突下双心房切面,剑突下上、下腔静脉长轴切面等。

2. 检查内容

(1) 主动脉是否存在狭窄,及狭窄的部位与程度。

（2）狭窄部位血流方向、宽度与速度。

（3）是否存在动脉导管未闭,测其内径,观察其血流方向。

（4）3 支头臂动脉的血流来源,来自狭窄近心段还是远心段。

（5）左、右心房、心室大小及左、右心室壁厚度。

（6）根据三尖瓣反流的峰值流速及右心房压力估测肺动脉收缩压。

3. 注意事项

（1）对每个心脏超声受检者常规进行主动脉弓的扫查,发现主动脉局限性,特别是峡部细小,应高度怀疑本病。

（2）狭窄常显示欠清楚,应寻找最佳显示切面,仔细观察该处管道及管腔结构是否存在。

（3）如果难以从二维图像上判断是否离断或重度狭窄,应采用彩色多普勒血流显像,仔细观察病变部位是否有细小的血流通过,并观测血流方向和速度,根据狭窄处管径、血流宽度与速度,综合判断狭窄的程度。

（4）通过测量流速推算出压差来判断狭窄的严重程度,会受到图像质量及声束血流成角的影响,侧支血流丰富的患者可能会低估狭窄程度,而修复术后或支架置入术后的患者可能会高估局部压差,需结合患者临床及其他影像资料如 CMR、增强 CT 及相应的三维重建技术等综合判断。

（5）当狭窄位于主动脉发出左锁骨下动脉或者左颈总动脉的近心段,主动脉弓远心段血流可能会逆向灌注左锁骨下动脉及左颈总动脉。

（6）CDFI 显示狭窄远心段管腔内在心动周期某个时相可能出现逆向血流,频谱多普勒也能证实。

（7）大部分病例合并动脉导管未闭,注意观察导管的形态及其与狭窄的位置关系,测量其内径与长度,CDFI 观察其血流的方向和分流的时相。

（8）观察有无其他合并畸形,如主动脉瓣二叶畸形、主动脉瓣狭窄和/或关闭不全、主动脉瘤或假性动脉瘤、脑动脉瘤等。

（9）该病患者可以合并肺动脉高压,应予以准确的评估。

(三) 经食管超声心动图

对较大的儿童及成人患者胸骨上窝切面检查,有时显示不清,可行经食管超声心动图检查,可进一步观察主动脉是否存在狭窄及其程度、有无血流通过,可更清楚地观察动脉导管未闭及其他合并畸形,以便鉴别诊断。

(四) 超声报告结论须涵盖的内容

1. 病因诊断　先天性心脏病。
2. 主动脉缩窄及其程度、分型。
3. 有无动脉导管未闭,及其分流的方向。
4. 肺动脉高压的程度。
5. 其他合并的心血管畸形。

第二节　瓣　膜　病

一、二尖瓣狭窄

二尖瓣狭窄(mitral stenosis,MS)最常见的病因是风湿性心脏病,其次是瓣膜退行性变和先天性异常。正常二尖瓣开口面积为 $4\sim6cm^2$,二尖瓣口面积大于 $2.5cm^2$ 时,患者通常无明显临床症状。随着狭窄程度加重,患者可出现明显症状,表现为劳力性或夜间阵发性呼吸困难、端坐呼吸、咳嗽、咯血。本病可单独存在,也常合并其他瓣膜病变,如二尖瓣关闭不全、主动脉瓣狭窄及主动脉瓣关闭不全等。检查时需注意观察是否合并其他瓣膜病变。

(一) 适应证

1. 风湿热病史。
2. 劳力性呼吸困难,夜间阵发性呼吸困难。
3. 咯血、声嘶。

4. 体检发现二尖瓣听诊区可闻及舒张期杂音。

5. 心房颤动。

6. 外周水肿、肝淤血。

7. 瘀滞性发绀。

8. 脑梗死或肢体梗死。

9. 二尖瓣球囊扩张术、闭式分离术以及换瓣术前评价、术中监测和术后疗效随访观察。介入治疗和手术治疗并发症检出。

（二）超声心动图检查要点

1. 常用切面　胸骨旁左心室长轴切面、胸骨旁二尖瓣水平短轴切面、胸骨旁乳头肌水平短轴切面、心尖四腔心切面、心尖左心室长轴切面。

2. 检查内容

（1）二维超声观测二尖瓣形态、瓣口面积及狭窄程度，瓣下腱索及乳头肌的受损程度。

（2）M 型超声心动图观测二尖瓣瓣叶曲线。

（3）CDFI 观测二尖瓣狭窄处彩色血流情况。采用连续波多普勒测取舒张期跨二尖瓣最大血流速度，由简化伯努利方程式可计算舒张期跨二尖瓣最大压力阶差，判定瓣口狭窄程度。依据压力减半时间计算二尖瓣面积。

（4）左心房和左心室内径大小。

（5）肺动脉内径、右心室大小及肺动脉压力评估，观察有无肺动脉增宽、右心室肥大和肺动脉压力增高。

（6）观察有无左心房（包括左心耳）血栓。

3. 二尖瓣狭窄程度评价（表 6-1）

（1）二维描绘法测量瓣口面积

1）检测方法：在胸骨旁左心室二尖瓣水平短轴切面最靠近二尖瓣瓣尖的切面，于舒张中期二尖瓣口开放最大时描绘瓣口面积。

2）参考值：正常值 4.0~6.0cm^2，轻度狭窄 >2.5cm^2，中度狭窄 1.6~2.5cm^2，重度狭窄 ≤1.5cm^2。

3）注意事项:二维平面内直接描绘二尖瓣口面积,不受血流量、心室舒张功能或其他瓣膜病变的影响,与解剖面积的相关性高,是评价二尖瓣狭窄程度的主要参考指标。测量时尽量使测量切面与解剖瓣口平行,使用 ZOOM 放大图像可以提高测量的准确性。需适当调节增益,增益过大可能低估瓣口面积,尤其是在严重钙化的患者中。

（2）压力减半时间（PHT）

1）检测方法:压力减半时间指自舒张早期最大压差到该压差降低一半所持续的时间。测量方法为在心尖四腔心切面二尖瓣口 CW 血流图中,自二尖瓣前向血流压差最大处开始沿曲线下降支外轮廓拉出倾斜线,超声仪器将自动输出 PHT,并根据公式瓣口面积（MVA）=220/PHT 自动显示二尖瓣口面积。

2）参考值:瓣口面积参考值同上。

3）注意事项:PHT 的测量简单方便,重复性较高,但通过公式 MVA=220/PHT 计算瓣口面积时,测值易受二尖瓣血流量、心室舒张功能、心律和其他瓣膜功能状态的影响,在老年患者和重度主动脉瓣反流等情况下准确性较低。部分患者频谱下降支呈非线性斜率,测量时以舒张中期斜率为准。

（3）二尖瓣口平均跨瓣压差（VTI）

1）检测方法:在心尖切面二尖瓣口 CW 血流频谱中,选择 VTI 测量项目,描绘二尖瓣前向血流轮廓,仪器根据伯努利方程原理自动计算并显示平均跨瓣压差。

2）参考值:轻度狭窄 <5mmHg,中度狭窄 5~9mmHg,重度狭窄≥10mmHg。

3）注意事项:二尖瓣口平均跨瓣压差容易受二尖瓣血流量、心律、二尖瓣反流等因素的影响,对狭窄程度评估的参考价值有限,但其测量较简便,重复性较高,可以用于二尖瓣球囊扩张术疗效评估和术后随访。

表 6-1　二尖瓣狭窄程度评价

	轻度狭窄	中度狭窄	重度狭窄
二尖瓣口面积/cm^2（主要参考指标）	>2.5	1.6~2.5	≤1.5
压力减半时间/ms	<100	100~149	≥150
二尖瓣平均跨瓣压差/mmHg*	<5	5~9	≥10
肺动脉收缩压/mmHg	<30	30~49	≥50

注:* 适用于窦性心律且心率 60~80 次/min 的患者

4. 注意事项

（1）在测量二尖瓣口面积时,需结合多种测量方法来综合评估其狭窄程度。

（2）注意区别二尖瓣狭窄和主动脉瓣反流的血流,防止脉冲波或连续波多普勒检测误将主动脉瓣反流当作二尖瓣狭窄的血流速度。

（3）多切面观察是否存在左心房及左心耳血栓尤其是新鲜血栓,必要时可行经食管超声心动图检查。

（4）合并心房颤动时,可见左、右心房增大。

（三）经食管超声心动图

TEE 可清晰显示左心房、左心耳、肺静脉,有助于检出左心房、左心耳血栓和特殊部位血栓。同时 TEE 亦可观察瓣下结构、腱索融合粘连的程度,为是否适合进行经皮穿刺二尖瓣球囊扩张术及该术中房间隔定位穿刺提供重要信息。

（四）三维超声心动图

三维超声心动图有助于更为全面完整地观察二尖瓣前后瓣叶、瓣下腱索和瓣环的解剖形态与开放关闭状态。采用三维量化评价软件,可对狭窄二尖瓣口进行多参数量化描述。检出左心房血栓部位、数量。

（五）超声报告结论须涵盖的内容

1. 病因诊断　风湿性心脏病、退行性二尖瓣病变、先天性二尖瓣病变等。

2. 二尖瓣狭窄严重程度：轻度、中度、重度。

3. 左心房及左心耳血栓。

4. 肺动脉高压的程度　轻度、中度、重度。

5. 其他合并的瓣膜病变。

6. 心功能评价。

二、二尖瓣反流

二尖瓣反流（mitral regurgitation，MR）又称二尖瓣关闭不全。根据导致瓣叶反流的原始病因不同，MR 分为原发性 MR（瓣膜本身结构的病变导致）、继发性 MR（心脏本身或瓣膜支撑结构病变导致）和混合性 MR（既有原发性二尖瓣病变，又有继发性二尖瓣病变）。原发性 MR 常累及二尖瓣叶、瓣环和腱索，与瓣环扩张、瓣叶脱垂或腱索断裂有关，继发性 MR 是由于左心室和/或左心房重构导致二尖瓣在收缩期关闭不全，常见的有缺血性心肌病、扩张型心肌病、梗阻性肥厚型心肌病以及房性瓣环扩张（心房颤动、限制型心肌病）。

（一）适应证

1. 用力时疲乏和/或呼吸困难。端坐呼吸和夜间阵发性呼吸困难。

2. 风湿热病史。

3. 长期发热和栓塞史。

4. 冠状动脉粥样硬化性心脏病慢性缺血病史。

5. 急性心肌梗死病史。

6. 胸部钝击伤史。

7. 二尖瓣脱垂家族史。

8. 胸片提示左心室增大。

9. 二尖瓣听诊区闻及收缩期杂音，收缩期喷射性喀喇音。

10. 心房纤颤。

（二）超声心动图检查要点

1. 常用切面　胸骨旁左心室长轴切面、胸骨旁二尖瓣水平短轴切面、心尖左心室长轴切面、心尖四腔心切面。

2. 检查内容

（1）二尖瓣瓣叶及相关二尖瓣器结构的解剖病理改变、空间位置、病变范围和受损程度。

（2）二尖瓣反流的严重程度。

（3）左心室、左心房和肺静脉继发性解剖结构、血流动力学改变。

（4）心功能情况。

3. 二尖瓣反流程度定量（表 6-2）

（1）缩流颈宽度（vena contracta width，VCW）

1）检测方法：在胸骨旁左心室长轴切面、心尖四腔切面调整角度获得最佳反流束彩色图像，局部放大图像，观察反流信号汇聚，在汇聚最窄处测量。

2）参考值：轻度 <0.3cm，中度≥0.3cm，且 <0.7cm，重度≥0.7cm。

3）注意事项：应尽可能获取与二尖瓣联合部垂直的多个平面（例如胸骨旁左心室长轴切面）测量反流束缩流颈的宽度。二尖瓣反流口通常不是圆形而是沿对合线延伸成椭圆形。心尖两腔心切面由于平行于二尖瓣对合线，即使是轻度的二尖瓣反流也显示为较宽的缩流颈，因此不能在此切面测量缩流颈宽度。

（2）反流分数（regurgitant fraction，RF）

1）计算公式：RF=RVol/左心室总每搏量 ×100%，RVol 为反流容积，临床上多通过 PISA 法获得。

2）参考值：轻度 <30%，中度 30%~49%，重度≥50%。

3）注意事项：根据最新的中国专家共识，对于慢性 MR 程度评估，以 VCW 为主要评价指标，以 RF 为第二参考指标。

（3）其他指标 目前最新指南和专家共识中均有多个参数评估 MR 程度，包括一系列的定性参数（反流束面积、反流信号汇聚、反流频谱形态）、半定量参数（缩流颈宽度、肺静脉频谱、二尖瓣前向频谱）和定量参数［EROA（有效反流口面积）、RVol 和 RF］。每个参数各有利弊，没有一个指标能够特

表 6-2 二尖瓣反流程度分级标准

项目	轻度反流	中度反流	重度反流
结构病变			
二尖瓣结构	瓣器结构无异常或轻微病变	瓣器结构中度异常	严重的明显瓣膜结构病变
房室腔大小	正常	正常或轻度扩大	扩大
多普勒定性			
彩色反流束面积	小、中心性、窄、短促	适中	大、中心性 >50% 左心房面积，偏心性较大面积冲击左心房壁
反流信号汇聚	不明显	中等	明显并持续全收缩期
反流频谱	信号淡、不完整	中等	信号浓密、全收缩期、倒三角形
半定量参数			
缩流颈宽度/cm	<0.3	≥0.3cm，且 <0.7cm	≥0.7
肺静脉频谱	收缩期为主	正常或收缩期减弱	几乎无收缩期波或收缩期逆流
二尖瓣前向频谱	A 峰为主	不定	E 峰为主 (>1.2m/s)

续表

项目	轻度反流	中度反流	重度反流
定量参数			
EROA/cm^2	<0.20	0.20~0.39	≥0.40
反流容积/ml	<30	30~59	≥60
反流分数/%	<30	30~49	≥50

A:舒张晚期二尖瓣血流峰值速度;E:舒张早期二尖瓣血流峰值速度;EROA:有效反流口面积

异性确定 MR 程度,临床上 MR 的评估需要结合多个切面和多个指标综合分析。

（4）注意事项

1）多切面探查二尖瓣病理改变的部位及程度。

2）注意鉴别生理性或病理性、器质性或功能性二尖瓣反流。

3）多种方法综合评估二尖瓣关闭不全的严重程度。

(三) 经食管超声心动图

经食管超声心动图能全面显示二尖瓣叶的各个分叶,确定二尖瓣及二尖瓣器的病变范围和程度,评估二尖瓣关闭不全的机制和反流量。对声窗条件较差、经胸超声图像不满意者,可行经食管超声心动图检查。

(四) 三维超声心动图

采用三维量化评价软件,可对二尖瓣瓣叶和瓣环解剖形态进行多参数形态量化描述。有助于全面完整地观测二尖瓣瓣环、前后瓣叶、瓣下腱索解剖形态和瓣叶开放关闭状态,准确评价二尖瓣关闭不全的原因以及反流通道的空间位置及其形态。评价左心室的容积、射血分数以及室壁运动情况。

(五) 超声报告结论须涵盖的内容

1. 病因诊断　风湿性心脏病、二尖瓣脱垂、二尖瓣黏液样变等。

2. 二尖瓣关闭不全严重程度　轻度、中度、重度。

3. 肺动脉高压的程度　轻度、中度、重度。

4. 其他合并的瓣膜病变。

5. 心功能评价。

三、三尖瓣狭窄

三尖瓣狭窄(tricuspid stenosis,TS)较少见,病因主要是风湿性瓣膜病,该病很少单独存在,常合并二尖瓣和/或主动脉瓣病变。其他少见病因包括类癌综合征、系统性红斑狼疮、先天性三尖瓣畸形、右房黏液瘤、心内膜弹力纤维增生症和心内膜心肌纤维化等。风湿性三尖瓣狭窄病理改变主要为瓣叶增厚、纤维化及交界处粘连,瓣口面积减小,舒张期右心房血液进入右心室受阻,右心室充盈受限。同时右心房压升高,超过 5mmHg 时体循环回流受阻,出现颈静脉怒张、肝大、腹水和水肿。正常三尖瓣口面积达 $6\sim8cm^2$,轻度减小不会引起明显的血流梗阻。通常认为当三尖瓣口面积减小至 $2cm^2$ 时,方可出现明显的血流动力学改变。

(一) 适应证

1. 风湿热病史。

2. 考虑存在风湿性二尖瓣病变或者主动脉瓣病变。

3. 体循环淤血的症状如颈静脉怒张、肝大、肝区不适、腹水和水肿等。

4. 三尖瓣听诊区闻及舒张期杂音。

(二) 超声心动图检查要点

1. 常用切面 胸骨旁右心室流入道切面、胸骨旁大动脉短轴切面、心尖四腔心切面、剑突下四腔心切面。

2. 检查内容

(1) 二维图像中观察三尖瓣瓣叶厚度、钙化程度、瓣叶活动幅度、腱索增粗挛缩情况,测量右心房大小及下腔静脉内径。

(2) CDFI 及连续多普勒图像观察三尖瓣口血流速度、测量瓣口跨瓣压差。

3. 三尖瓣狭窄程度定量 三尖瓣解剖瓣膜面积难以用二维方法直接测量,目前主要通过连续波多普勒对血流动力学进行分析,多指标综合评估三尖瓣狭窄。严重三尖瓣狭窄可以根据平均跨瓣压差≥5mmHg,速度时间积分 >60cm,PHT≥190s,连续方程测量的瓣口面积≤$1.0cm^2$ 进行判断。此外还有一些支持性征象有助于分级,如中等程度以上 TR 可伴右心房扩大或者下腔静脉明显扩张。

4. 注意事项

(1) 多普勒超声在定量评价三尖瓣狭窄时存在一些局限

性,如流速及平均压差的测定受呼吸影响较大,检查时应注意测量至少一个完整呼吸周期加以平均。

（2）该病很少单独存在,应注意仔细检查其他瓣膜的情况。

（3）应结合多个参数评估三尖瓣狭窄的程度。

(三) 经食管超声心动图

经食管超声心动图可以从不同的视角观察三尖瓣狭窄的解剖形态和活动情况,其征象和 TTE 相似。由于三尖瓣的解剖位置在所有瓣膜中离食管最远,处于远场,TEE 显像效果较 TTE 差。

(四) 三维超声心动图

实时三维超声心动图可显示三尖瓣环、瓣叶及瓣下结构的立体形态,测量三尖瓣口面积。

(五) 超声报告结论须涵盖的内容

1. 诊断三尖瓣狭窄及可能的病因。
2. 是否合并三尖瓣反流及程度　轻度、中度、重度。
3. 右心房血栓情况。
4. 其他合并的瓣膜病变。
5. 心功能评价。

四、三尖瓣反流

三尖瓣反流（tricuspid regurgitation,TR）分为原发性反流和继发性(功能性)反流。原发性 TR 较少见,约占 TR 患者的10%,常见的病因包括先天性畸形（Ebstein 畸形、心内膜垫缺损)、感染性心内膜炎、外伤、三尖瓣黏液样变性、起搏器装置植入引起的三尖瓣功能障碍等。后者是指三尖瓣叶和腱索解剖结构病变之外,三尖瓣复合体功能障碍所致的 TR,常见于三尖瓣环扩张、右心室压力或容量负荷增加、右心室扩大或功能障碍等。约 70% 的正常人存在少量生理性反流。三尖瓣关闭不全时,右心室血液反流入右心房,右心房扩大,压力增高,周围静脉回流受阻引起腔静脉和肝静脉扩张、肝淤血等体静脉淤血症状。舒张期右心室同时接收腔静脉回流血液和反流入右心房的血液,右心室容量负荷过重而扩张,严重者将导致右心衰竭。

(一) 适应证

1. 风湿热病史。

2. 听诊发现胸骨左下缘或剑突区全收缩期杂音。

3. 肝淤血肿大、腹水、浮肿、颈静脉怒张等体静脉淤血症状。

4. 胸部钝击伤史。

5. 长期不明原因发热。

6. 其他检查发现的右心房、右心室增大,肺动脉增宽。

7. 起搏器植入术后。

(二) 超声心动图检查要点

1. 常用切面　胸骨旁右心室流入道切面、胸骨旁大动脉短轴切面、心尖四腔心切面、剑突下四腔心切面。

2. 检查内容

(1) 二维图像中观察三尖瓣瓣叶附着点的位置、瓣膜的形态与活动情况,以及右心房、右心室的大小。

(2) M 型超声观察三尖瓣活动曲线,测量下腔静脉内径及塌陷率。

(3) 彩色多普勒观察三尖瓣口反流的起源、途径和范围。

(4) 连续波多普勒观察收缩期三尖瓣反流频谱的特性,记录反流速度和压差,估测肺动脉收缩压,脉冲多普勒观察下腔静脉及肝静脉频谱。

3. 三尖瓣反流程度定量(表 6-3)

(1) 缩流颈宽度(vena contracta width,VCW)

1) 检测方法:在胸骨旁右心室流入道切面、心尖四腔心切面调整角度获得最佳反流束彩色图像,局部放大图像,观察反流信号汇聚,在汇聚最窄处测量。

2) 参考值:轻度 <0.3cm,中度 0.3~0.69cm,重度≥0.7cm。

3) 注意事项:TR 的 VC 通常为椭圆形,如仅选取心尖四

表 6-3 三尖瓣反流程度分级标准

参数	轻度反流	中度反流	重度反流
结构			
三尖瓣形态	正常或轻度异常	中度异常	重度异常(连枷样运动、严重挛缩)
右心径线	正常	正常或轻度扩张	通常增大(急性大量反流,右心大小可能正常)
三尖瓣环内径	—	—	≥40mm (或 >21mm/m^2)
下腔静脉内径/cm	正常 <2.0	正常或轻度扩张 2.1~2.5	扩张 >2.5
多普勒定性			
反流束面积*	小,窄,中心性	中量中心性	大量中心性或偏心性、贴壁反流束
连续波多普勒频谱	频谱较透明,不完整,抛物线形	致密频谱,抛物线形或三角形	致密,通常为三角形
半定量法			
缩流颈宽度/cm*	<0.30	0.30~0.69	≥0.70
肝静脉血流△	收缩期血流为主	收缩期血流圆钝	收缩期血流反向

续表

参数	轻度反流	中度反流	重度反流
三尖瓣血流△	A峰为主	变化较多	E>1.0m/s
等速球面至缩流颈流半径/cm▲	≤0.5	0.6~0.9	>0.9
定量法			
EROA/cm²*	无数据支持	无数据支持	≥0.4
三维PISA测量反流量/ml	无数据支持	无数据支持	≥45

*：Nyquist极限>50~70cm/s；△：特异度不高，受其他多种因素影响（右心室舒张功能、心房颤动、右心房压）；▲：Nyquist极限基线28cm/s。A：舒张晚期三尖瓣血流流速峰值速度；E：舒张早期三尖瓣血流峰值速度；EROA：有效反流口面积；PISA：血流汇聚法；-：无

腔心切面测量 VCW,常无法准确估计 VC 大小,建议选取两个垂直切面(右心室流入道切面和心尖四腔心切面)测量取 VCW 的平均值。

（2）PISA 法

1）建议以 VCW 为主要评价指标,以 PISA 半径作为第二参考指标进行评估 TR 程度。

2）参考值:轻度≤0.5cm,中度 0.6~0.9cm,重度 >0.9cm。

3）注意事项:当反流口形状不规则,偏心性 TR 或者 TR 跨瓣压差较低时,PISA 法假设模型可能会高估或者低估 TR 程度。

（3）其他指标　目前最新指南和专家共识中均有多个参数评估 TR 程度,包括右心腔径线、下腔静脉内径以及一系列的定性参数(反流束面积、反流频谱形态)、半定量参数(缩流颈宽度、肝静脉频谱、三尖瓣前向血流频谱、PISA 半径)和定量参数(EROA、RVol)。每个参数各有利弊,没有一个指标能够特异性确定 TR 程度,临床上 TR 的评估需要结合多个切面和多个指标综合分析。

（4）注意事项

1）多切面探查多参数评价三尖瓣反流的程度。

2）注意鉴别生理性或病理性、器质性或功能性三尖瓣反流。

3）常规超声根据三尖瓣反流的峰值流速及跨瓣压差、右心房压力估测肺动脉收缩压,在不合并右心室流出道狭窄或肺动脉瓣狭窄的情况下,此时肺动脉收缩压=右心室收缩压=三尖瓣反流压差 + 右心房压。

（三）经食管超声心动图

经胸超声心动图基本可满足三尖瓣关闭不全的诊断需求,TEE 仅用于经胸超声心动图图像质量不佳,或需要观察三尖瓣赘生物、心房内血栓以及三尖瓣外科或者经导管介入治疗术中监测。

(四) 三维超声心动图

实时三维超声心动图可显示三尖瓣环、瓣叶及瓣下结构的立体形态,探讨三尖瓣关闭不全的发生机制,并指导临床决策。

(五) 超声报告结论须涵盖的内容

1. 三尖瓣关闭不全及其程度　轻度、中度、重度。
2. 提示三尖瓣关闭不全可能的病因。
3. 肺动脉高压有无及其程度　轻度、中度、重度。
4. 其他合并的心血管畸形。
5. 右心功能评价。

五、主动脉瓣狭窄

主动脉瓣狭窄(aortic stenosis,AS)的病因可分为先天性和后天获得性。先天性原因主要为二叶主动脉瓣,我国风湿性心脏病是后天获得性主动脉瓣狭窄的主要病因。随着人口老龄化,近年来退行性瓣膜病变明显增多,主动脉瓣钙化可能是老年性孤立性主动脉瓣狭窄的主要原因。风湿性心脏病晚期也可导致瓣叶的不均质钙化,并进一步加重狭窄。

(一) 适应证

1. 劳力性呼吸困难。
2. 心绞痛。
3. 频发室性心律失常或房室传导阻滞。
4. 心房颤动。
5. 运动性晕厥或先兆晕厥。
6. 充血性心力衰竭。
7. 风湿热病史。
8. 主动脉瓣听诊区闻及收缩期杂音。
9. 经皮导管或开胸主动脉瓣换瓣术前评价、术中监控和术后疗效随访观察。介入治疗和手术治疗并发症检出。
10. 已经确诊为重度主动脉瓣狭窄患者,特别是无症状者,应定期接受超声心动图检查。

（二）超声心动图检查要点

1. 常用切面　胸骨旁左心室长轴切面、胸骨旁大血管短轴切面、心尖左心室长轴和五腔心切面。

2. 检查内容

（1）主动脉瓣瓣叶的数目、空间位置、回声变化及活动度。主动脉瓣口收缩期是否出现五彩镶嵌的射流束。

（2）定量评估主动脉瓣狭窄严重程度。

（3）评价有无左心室壁代偿性肥厚、左心房和左心室增大以及心脏功能异常。

3. 注意事项

（1）多切面观察主动脉瓣病理改变的部位及程度。

（2）注意风湿性与先天性、退行性主动脉瓣病变鉴别。

（3）综合评价主动脉瓣口峰值流速、平均跨瓣压差和瓣口面积，以及患者的症状。特别注意伴有左心室射血分数正常或低下、症状严重的"低跨瓣压差"主动脉瓣狭窄。

（三）经食管超声心动图

TEE 可清楚显示主动脉瓣瓣叶及其相关主动脉口的解剖结构，有助于确认主动脉瓣瓣叶的个数、对称性和病变类型，为分析主动脉瓣狭窄的病因提供更多信息。

（四）三维超声心动图

三维超声心动图有助于更为全面完整地观察主动脉瓣瓣膜和瓣环解剖形态以及开放、关闭状态。采用三维量化评价软件，可对狭窄主动脉瓣口进行多参数量化描述。

（五）主动脉瓣狭窄超声定量评估

主动脉瓣狭窄的超声定量评估是患者预后判断和临床决策的主要依据。定量评估应参考多个超声测量指标进行综合评价，同时还要考虑心脏负荷状态及心律失常等因素对超声测量值的影响。

1. 主动脉瓣口最大流速

（1）检测方法：在心尖五腔心或长轴切面上，应用连续波多普勒（CW）测量主动脉瓣口最大流速。

（2）参考值:轻度狭窄 2.6~2.9m/s,中度狭窄 3.0~4.0m/s,重度狭窄 >4.0m/s。

（3）注意事项:尽量使 CW 取样线与主动脉瓣口血流方向平行,并注意避开二尖瓣反流血流。CW 不能反映狭窄位置,需结合二维及脉冲多普勒除外瓣上及瓣下狭窄。主动脉瓣口流速受血流量影响,在血流量过高(贫血、重度主动脉瓣反流等)或过低(左心室射血分数降低、重度二尖瓣反流等)时均可能高估或低估瓣膜狭窄程度。

2. 主动脉瓣平均跨瓣压差

（1）检测方法:主动脉瓣平均跨瓣压差是指整个射血期内多个时间点瞬时跨瓣压差的平均值,于心尖五腔心或长轴切面上获取主动脉瓣口血流 CW 频谱,选择速度时间积分(VTI)进行测量。描绘频谱血流图的轮廓,超声仪器能自动计算并显示平均跨瓣压差。

（2）参考值:轻度狭窄 <20mmHg,中度狭窄 20~40mmHg,重度狭窄 >40mmHg。

（3）注意事项:平均跨瓣压差的计算原理为伯努利方程 $\triangle P=4(V_{max}^2-V_{proximal}^2)$,由于正常生理状态下主动脉瓣下血流速度较低,可以使用简化的伯努利方程计算压差,即 $P=4V_{max}^2$,当主动脉瓣下血流速度超过 1.5m/s 时应采用完整的伯努利方程计算。受流体力学压力恢复现象的影响,当升主动脉管腔内径小于 30mm 时,通过 CW 方法测定的压差会高估狭窄程度。

3. 连续方程法估测主动脉瓣口面积(AVA)

（1）检测方法:在心尖五腔心或左心室长轴切面上,采集左心室流出道脉冲波多普勒(PW)和主动脉瓣口 CW 图像,在以上图像中分别测量 VTI;在胸骨旁左心室长轴切面测量左心室流出道内径(D),根据公式 $CSA_{LVOT}=\pi(D/2)^2$ 计算左心室流出道横截面积,根据连续方程 $AVA=CSA_{LVOT}\times VTI_{LVOT}/VTI_{AV}$ 计算主动脉瓣口面积(CSA_{LVOT}:左心室流出道横截面积;VTI_{LVOT}:左心室流出道速度时间积分;VTI_{AV}:主动脉瓣口速度时间积分)。

（2）参考值:轻度狭窄 >1.5cm^2,中度狭窄 1.0~1.5cm^2,重度狭窄 <1.0cm^2。

（3）注意事项:在距离主动脉瓣环下方 0.5~1.0cm 处测量左心室流出道内径,并同一水平测量该处的 PW 频谱。理想的 PW 图像应该有清晰光滑的边缘,如果 PW 图像不理想可以向心尖方向移动取样容积位置进行优化。通过该公式所测定的瓣口面积为有效瓣口面积,不完全等同于瓣口解剖面积,但多项研究证实,前者对预测患者预后的作用强于后者(表6-4)。部分患者左心室流出道为椭圆形,采用该公式计算的瓣口面积可能低估。该方法也受主动脉口血流量的影响,在心功能不全血流量降低时,可能低估实际瓣口面积。

表 6-4　主动脉瓣狭窄程度评价

	轻度狭窄	中度狭窄	重度狭窄
主动脉瓣口最大流速/(m/s)	2.6~2.9	3.0~4.0	>4.0
主动脉瓣平均跨瓣压差/mmHg	<20	20~40	>40
主动脉瓣口面积(连续方程法)/cm^2	>1.5	1.0~1.5	<1.0
体表面积标化的主动脉瓣口面积/(cm^2/m^2)	>0.85	0.6~0.85	<0.6

在进行主动脉瓣狭窄定量评估时,应注意以下几点:①当患者伴有高血压时,上述参数常常会低估主动脉瓣狭窄程度。②当患者合并左心室射血分数降低(小于 50%)时,不管是否有重度主动脉瓣狭窄,均会出现低流量低压力阶差的情况,这时应使用小剂量多巴酚丁胺负荷试验,以判断主动脉瓣狭窄的真实程度;另外一种情况是射血分数正常的低流量低压力阶差的主动脉瓣狭窄,这种情况常见于伴有严重左心室肥厚和左心室心腔变小的老年患者,常常伴有高血压,对于这种情况常常借助 CT 了解主动脉瓣钙化程度以评估主动脉瓣狭窄的真实程度。③当上述参数出现相互矛盾时,可以应用近主动脉瓣口处左心室流出道血流速度与狭窄的主动脉瓣口处

血流速度的比值定量评估主动脉瓣狭窄程度。该左心室流出道-主动脉瓣口流速比值不受身高体重的影响,而且消除了计算左心室流出道面积时的测量误差。正常值接近1,当小于或等于0.25时常提示重度主动脉瓣狭窄。

(六) 超声报告结论须涵盖的内容

1. 病因诊断　先天性或后天获得性。先天性者多为二叶主动脉瓣;后天获得性者多为风湿性或老年性。

2. 主动脉瓣狭窄严重程度　轻度、中度、重度。

3. 肺动脉高压的程度　轻度、中度、重度。

4. 其他合并的瓣膜病变。

5. 心功能评价。

六、主动脉瓣反流

急性主动脉瓣反流(aortic regurgitation,AR)常由感染性心内膜炎、升主动脉夹层和外伤所致的主动脉瓣形态异常,包括瓣膜脱垂、撕裂和穿孔所致。慢性主动脉瓣反流的病因分为先天性和后天获得性,前者主要为二叶主动脉瓣;后者包括风湿性心脏病、瓣膜钙化和主动脉窦部或升主动脉扩张等。

(一) 适应证

1. 用力时疲乏和/或呼吸困难。

2. 室性早搏后明显心悸。

3. 冠状动脉粥样硬化性心脏病慢性缺血病史,如心绞痛。

4. 风湿热病史。

5. 长期发热和栓塞史。

6. 心脏瓣膜脱垂家族史。

7. 胸部钝击伤史。

8. 胸片提示左心室增大和升主动脉明显扩张。

9. 主动脉瓣听诊区舒张期杂音。

10. 肱动脉血压压差过大。

11. 周围血管征。

（二）超声心动图检查要点

1. 常用切面　胸骨旁左心室长轴切面、胸骨旁大血管短轴切面、心尖左心室长轴和五腔心切面。

2. 检查内容

（1）瓣叶数目、形态活动、瓣膜闭合线空间位置、有无瓣叶脱垂、瓣叶及瓣根部是否赘生物附着等。左心室流出道舒张期反流束宽度及方向。

（2）定量评估主动脉瓣反流严重程度。

（3）评估左心房和左心室大小以及心脏功能变化。

3. 注意事项

（1）多切面探查清楚主动脉瓣口病理改变的部位及程度。

（2）注意各种原因所致主动脉瓣反流的特征及鉴别。

（3）主动脉瓣反流程度的判定通常采用多种方法进行综合评估。

（三）经食管超声心动图

经食管超声心动图有助于更为全面完整地观察主动脉瓣瓣膜和瓣环解剖形态以及开放关闭状态，可清楚显示主动脉瓣反流束的起源部位及反流量的多少，并且有利于将主动脉瓣反流与主动脉-左心室隧道相鉴别。

（四）三维超声心动图

采用三维量化评价软件，可精确评估主动脉瓣反流的原因和反流束的空间形态及其定量。三维超声心动图可提供更为可靠的左心室容量评价参数，有助于确定主动脉瓣反流可能导致的左心室容量、结构和功能改变。

（五）主动脉瓣反流的定量评估

主动脉瓣反流定量评估是判断预后和临床决策的基础。常用指标如下：

1. 反流束宽度/左心室流出道内径（%）

（1）检测方法：心尖五腔心切面或心尖左心室长轴切面测量舒张期主动脉瓣中心性反流束宽度与左心室流出道内径比值。

（2）参考值：轻度 <25%，中度 25%~65%，重度 >65%。

（3）注意事项：在综合评估主动脉瓣反流的过程中应尽量避开舒张期二尖瓣口血流束与主动脉瓣反流束的叠加，建议选择心尖左心室长轴切面观察。

2. 缩流颈（vena contracta）宽度

（1）测量方法：二维彩色多普勒胸骨旁长轴切面上测量主动脉瓣反流束近主动脉瓣口处反流束宽度。

（2）参考值：轻度 <0.3cm，中度 0.3~0.6cm，重度 >0.6cm。

（3）注意事项：为了增加测量的准确性，通常在局部放大的图像上进行测量；由于不同程度的反流，其缩流颈宽度的差别只有几个毫米，因此要注意，微小的测量误差会造成反流分级的错误。

3. 其他指标 如压力减半时间（ms）、反流量（ml）、反流分数（%）、反流口面积（cm^2）以及近端腹主动脉是否存在全舒张期反流频谱等指标（表 6-5）。收缩期通过主动脉瓣口的血流量代表左心室全部心搏量，收缩期通过肺动脉瓣口或舒张期通过二尖瓣口的血流量代表左心室的有效心搏量，全部心搏量与有效心搏量之差即为反流量；反流量与全部心搏量之比即为反流分数。

表 6-5 主动脉瓣反流严重程度的定量评价

指标	轻度	中度	重度
反流束宽度/左心室流出道/%	<25%	25%~65%	>65%
反流缩流颈/cm	<0.3	0.3~0.6	>0.6
压力减半时间/ms	>500	200~500	<200
反流量/（ml）	<30	30~60	>60
反流分数/%	<30	30~50	>50
反流口面积/cm^2	<0.1	0.1~0.3	>0.3
近端腹主动脉全舒张期反流	无	无	有

（六）超声报告结论须涵盖的内容

1. 病因诊断　先天性或后天性。

2. 主动脉瓣反流严重程度　轻度、中度、重度。

3. 肺动脉高压的程度　轻度、中度、重度。

4. 其他合并的瓣膜病变。

5. 心功能评价。

七、肺动脉瓣狭窄

肺动脉瓣狭窄（pulmonary stenosis）的病因主要是先天性的，可同时合并房间隔缺损或室间隔缺损，或构成复杂先天性心脏病的组成部分。

（一）适应证

临床或超声检查发现以下异常者，须重点明确或除外本病：

1. 体检发现肺动脉听诊区可闻及粗糙响亮的收缩期喷射性杂音，第二心音减弱或消失。

2. 肺动脉瓣瓣叶增厚，回声增强，粘连或肺动脉瓣发育异常，开放明显受限。

3. 肺动脉干增宽、右心室扩大或肥厚。

（二）超声心动图检查要点

1. 常用切面　胸骨旁左心室长轴切面、胸骨旁大血管短轴切面、心尖四腔心切面。

2. 检查内容

（1）肺动脉瓣形态和开放情况，肺动脉主干及其分支内径，狭窄范围等。

（2）CDFI观察右心室流出道、肺动脉瓣口及肺动脉血流情况，准确测量右心室流出道、肺动脉瓣口及肺动脉峰值流速，计算压差。

（3）右心室大小，右心室前壁厚度，肺动脉主干及其分支内径。

3. 注意事项

（1）肺动脉瓣先天发育异常（隔膜样肺动脉瓣、二叶肺动脉瓣畸形、肺动脉环发育不良),肺动脉瓣瓣叶交界处粘连、融合等都可引起肺动脉瓣狭窄。

（2）未行治疗的肺动脉瓣狭窄应定期随访,注意比较狭窄部位形态、范围改变,流速改变,右心室、右心室流出道内径、厚度变化及其他并发畸形。

（3）注意与右心容量负荷增加时肺动脉瓣血流速度增快鉴别,如房间隔缺损。

（4）当同时存在多处狭窄时,不能精确测量各狭窄部位的压力阶差,需结合二维及 CDFI 综合判断狭窄程度。

（三）三维超声心动图

三维超声心动图可同时显示肺动脉瓣三个瓣叶的形态结构和开放情况及其与周围结构的空间关系,能提高肺动脉瓣狭窄诊断的敏感性。

（四）肺动脉瓣狭窄的定量评估

肺动脉瓣口最大流速和最大跨瓣压差

（1）检测方法:在胸骨旁短轴主动脉瓣水平切面采集肺动脉瓣口 CW 血流图,测量肺动脉瓣口收缩期血流最大流速,超声仪器自动计算并显示最大跨瓣压差。

（2）参考值:轻度狭窄,最大速度 <3m/s,最大压差<36mmHg;中度狭窄,最大速度 3~4m/s,最大压差 36~64mmHg;重度狭窄:最大速度 >4m/s,最大压差 >64mmHg。

（3）注意事项:应注意观察狭窄的具体部位,鉴别瓣上、瓣下及瓣膜自身狭窄。注意观察右心室壁厚度、右心室收缩压及右心房大小等继发性改变及其他伴随的先天性心脏结构异常。

（五）超声报告结论须涵盖的内容

1. 病因诊断　先天性心脏病。

2. 肺动脉瓣狭窄程度　轻度、中度、重度。

3. 其他合并的心血管畸形。

八、肺动脉瓣反流

肺动脉瓣反流(pulmonary regurgitation,PR)很常见,高达75%的正常人可以探及轻度的肺动脉瓣反流,血流动力学上不具备任何意义。肺动脉瓣反流超声检查的意义在于评估其程度及病因和其对心脏结构和功能的影响。原发性肺动脉瓣反流多见于先天性和肺动脉瓣狭窄球囊扩张术后。少数原发性肺动脉瓣反流可见于风湿性心脏病、感染性心内膜炎和类癌综合征。继发性肺动脉瓣反流见于各种原因引起的肺动脉高压。

(一)适应证

1. 肺动脉高压。

2. 肺动脉瓣狭窄球囊扩张术后,法洛四联症术后。

3. 临床上需要评估肺动脉舒张压。

(二)超声心动图检查要点

1. 常用切面　胸骨旁左心室长轴切面、胸骨旁大血管短轴切面、心尖四腔心切面。

2. 检查内容

(1)除了观察肺动脉瓣本身形态结构,还应注意观察右心室流出道、肺动脉瓣环和肺动脉干的结构变化。

(2)应用 CDFI 观察肺动脉瓣反流束大小和位置,应用CW 记录反流频谱,计算反流压差和肺动脉舒张期压力。

(3)观察右心房、右心室大小和右心室壁厚度的变化。

3. 注意事项

(1)轻度肺动脉瓣反流很常见,一般不引起血流动力学和心脏形态结构及功能的改变。

(2)肺动脉瓣位于心脏前方,因此,经胸超声心动图检查的效果优于经食管超声心动图检查。

(三)肺动脉瓣反流定量评估

有关肺动脉瓣反流定量评估的研究比较少,其方法多从主动脉瓣反流的评估方法衍生而来。主要指标包括反流束大小、反流束宽度与肺动脉瓣环内径比值、肺动脉瓣反流 CW 频谱减速时间、肺动脉干和分支内舒张期逆向血流频谱等。轻度肺动脉瓣反流的反流束长度 <10mm；重度肺动脉瓣反流的反流束宽度与肺动脉瓣环内径比值 >0.7，肺动脉瓣反流 CW 频谱减速时间 <260ms，以及可见肺动脉干和分支内舒张期逆向血流频谱。

（四）超声报告结论须涵盖的内容

1. 病因诊断　原发性或继发性。

2. 肺动脉瓣反流程度　轻度、中度、重度。

3. 肺动脉压，包括收缩压和舒张压。

九、人工瓣膜

人工瓣膜（prosthetic valve）包括生物瓣和机械瓣。生物瓣开放时瓣口呈中心血流型，具有较强的抗感染和抗血栓形成作用，但耐久性较差。机械瓣牢靠耐久，血流方式因瓣膜类型的不同而不同，缺点是需要终生抗凝。选择使用何种人工瓣膜，需依据患者偏好、预期寿命、生活方式、环境因素、长期抗凝依从性、二次手术干预的风险等情况。最为常用的生物瓣是带支架的异种生物瓣，最常用的人工机械瓣为双叶瓣。

在监测人工瓣膜功能及评价人工瓣膜功能障碍等方面，超声心动图已成为必不可少的重要检测手段。人工瓣膜功能的超声评价要力求全面，不仅要进行二维和多普勒超声评估，还应包括相关的临床资料。当二维和多普勒超声心动图诊断存在疑问时，可进一步行经食管超声心动图（TEE）、三维超声心动图（3DE）及负荷超声心动图检查。

（一）正常人工瓣膜

1. 适应证　人工瓣膜置换术后的患者，在术后 30 天内应进行超声心动图检查作为基准超声图像，以便于术后每年随访进行比较；如果临床表现发生变化，则需及时进行超声心动图检查和评估。

2. 超声心动图检查要点

（1）常用切面：胸骨旁左心室长轴切面、左心室短轴系列切面、心尖四腔心切面、心尖五腔心切面、心尖左心室长轴切面、大血管短轴切面,剑突下系列切面可作为补充。全面的经胸超声心动图(TTE)除了常用切面,检查时还应多角度转动探头,并采用离轴非标准切面进行观察。必要时进行 TEE 检查。

（2）检查内容

1）二维超声心动图:①人工瓣膜活动部分的启闭运动(生物瓣的瓣叶以及机械瓣的瓣阀),生物瓣叶是否存在钙化,以及瓣环、瓣阀、瓣叶、支架或瓣笼表面是否存在异常回声;②瓣架及缝合环轮廓是否清晰光滑,瓣架稳定性,和周围心肌运动是否协调一致;③对主动脉瓣置换术后的患者,测量主动脉根部及升主动脉内径。

2）M 型超声心动图观察人工瓣膜瓣叶的活动曲线、开放幅度和时相。

3）CDFI 观察瓣口的血流状况。

4）脉冲波多普勒和连续波多普勒可以测量人工瓣膜口血流速度、跨瓣压差(观察频谱形态)、有效瓣口面积(EOA)、压力减半时间(PHT)、血流速度积分(VTI)、加速时间(AT)、射血时间(ET)和多普勒速度指数(DVI)等。

5）三维超声心动图(3DE):获得的"全容积"数据可显示心脏结构全貌(心房、心室、左心耳),观察人工瓣膜并识别瓣叶或瓣体是否存在异常回声、异常反流束,尽量追踪其起源和方向,评估反流程度。

（3）注意事项

1）将瓣叶或瓣阀的实时动态图像放大有助于观察。

2）人工瓣膜与自然瓣膜相比存在几个重要差别:①几乎所有置换的瓣叶相对于自体瓣膜,均因设计而造成梗阻,瓣膜梗阻的程度因瓣膜的型号和尺寸而异;②瓣口的前向血流形态和数目因瓣膜的类型不同而不同;③各种类型的机械瓣和许多生物瓣都存在轻微或轻度反流。

3）正常的生物瓣瓣叶厚度为薄层结构(1~2mm),不超过 3mm。

4）在观察人工二尖瓣倾斜式碟瓣时,必须在心尖部逐渐旋转探头调整超声图像切面,才能获得瓣阀运动的最佳二维超声图像。

5）由于人工瓣膜的声影与伪像,应用超声探测人工瓣膜,尤其探查二尖瓣位的反流束时,会相当困难。TTE 检查时应多角度地转动探头并采用非标准切面进行观察。

3. 经食管超声心动图（TEE） 由于机械瓣存在声影、混响效应,其瓣阀或瓣叶的运动用 TTE 可能难以观察,需要结合TEE 检查。因为 TEE 探头离心脏较近,无肺组织及胸壁的阻挡,也避开了机械瓣声影的影响,而且 TEE 探头为高频探头,图像分辨力高。

4. 超声报告结论须涵盖的内容

（1）二尖瓣位/主动脉瓣位人工机械/生物瓣。

（2）人工瓣膜瓣叶或阀体是否光滑,活动是否良好,瓣架是否固定。

（3）瓣膜梗阻和反流情况。

（4）各心腔大小、室壁厚度。

（二）人工瓣膜合并症

1. 人工瓣膜心内膜炎（PVE） PVE 的特征性表现和自然瓣膜一样,多为赘生物或瓣周脓肿。

（1）适应证:临床或超声检查发现以下异常者,须重点明确或除外本病。

1）人工瓣膜置换术后近期连续发热且病情加重者。

2）人工瓣膜置换术后除外其他常见的发热原因,病情稳定的发热患者。

3）人工瓣膜瓣叶成分上发现不规则回声团块,大小不等,可随血流活动。

4）在缝线环附近或其相邻的心肌内发现低回声或无回声区。

（2）超声心动图检查要点

1）常用切面:详见本节中正常人工瓣膜部分。

2）检查内容

① 二维超声心动图:A. 赘生物表现为瓣叶成分上的异常回声团,当赘生物增大时,可见随血流而活动;B. 脓肿可表现为人工瓣膜周围异常低回声或无回声区;C. 当缝合环松动达一定程度时,发生缝合环开裂、松脱,表现为特征性的缝合环在置换部位的摆动征象。

② CDFI:在脓肿未破溃时,CDFI 示无回声区内无血流信号,脓肿破溃后,脓腔与心腔相贯通,可观察到血流往返于心腔与脓腔之间。

3）注意事项

① 赘生物最常见附着部位为人工瓣膜基底部和缝合环。

② 对于检测主动脉根部前部脓肿,TTE 与 TEE 的差别不大,但对于主动脉根部后方的脓肿,TEE 则优于 TTE。

③ 无支架瓣膜植入术后并发的血肿或水肿会使得主动脉根部较正常增厚一些,可能会被误诊为瓣周脓肿。通常这个现象在术后 3~6 个月内消失,此时如能回顾外科术中或术后早期的超声图像资料则对鉴别很有帮助。

（3）经食管超声心动图:TEE 提高了对赘生物的检出率,对小的赘生物尤其有价值。

（4）超声报告结论须涵盖的内容

1）二尖瓣位/主动脉瓣位人工机械/生物瓣置换术后。

2）人工瓣膜、瓣架或缝合环上异常回声团(考虑赘生物)。

3）人工瓣膜是否合并梗阻、反流、撕裂、瓣周漏或瓣周脓肿/瘘道、人工瓣膜摇动。

2. 人工瓣膜梗阻　人工瓣膜前向血流梗阻可能有几种原因:①常见原因为人工瓣膜-患者不匹配(PPM),人工瓣膜太小而不能适应血流的需要,或者是静息状态时人工瓣膜功能正常,但运动时不能适应血流动力学要求,从而导致高跨瓣压差;②血栓、赘生物、血管翳致瓣膜梗阻;③生物瓣纤维化和钙化导致的退行性变。

（1）适应证:临床或超声检查发现以下异常者,须重点明确或除外本病。

1）心前区听诊发现新出现的异常杂音或心音减弱。

2）出现心功能进行性减退或心衰加重者。

3）人工瓣膜瓣叶增厚和/或瓣叶、瓣环、瓣阀、支架或瓣笼表面发现异常回声。

4）瓣叶或瓣阀的活动异常。

5）人工瓣膜最大跨瓣流速增高、血流频谱发生改变、射血时间（ET）或加速时间（AT）延长等。

（2）超声心动图检查要点

1）常用切面：详见本节中正常人工瓣膜部分。

2）检查内容

① 二维超声心动图：瓣叶增厚、回声增强，瓣叶或瓣阀活动度降低，人工瓣膜发现异常回声团。

② M 型超声：显示瓣叶开放幅度降低、时间延长。

③ CDFI：流经瓣口的血流束色彩变得更加鲜艳明亮。

④ 频谱多普勒或连续波多普勒：流经人工瓣膜口的血流为高速宽频的正向湍流频谱，频谱形态圆钝，峰值时间后移。

3）注意事项

① 单凭高速血流不能确定人工瓣膜梗阻，因启闭活动正常的小尺寸人工瓣膜、PPM、心搏量增加或重度反流均可导致血流速度加快；反之，人工瓣膜梗阻的患者伴有低心输出量时，可能不会表现为高跨瓣压差，而严重左心室功能不全者跨瓣压差轻度升高就可能提示严重的人工瓣膜梗阻。

② 血流动力学评估是定量分析人工瓣膜梗阻不可缺少的一部分，在分析多普勒资料时必须考虑置换瓣膜部位的不同、瓣膜类型及型号大小的不同。

③ 血栓一般表现为较大且有柔和的近似于心肌组织的低回声，呈球形或椭球形、随血流摆动幅度较大，可附着于瓣叶阀体或缝合环上；血管翳往往附着面较大，多不随血流摆动，超声多显示为高回声或强回声，与瓣环回声相似，多与瓣叶相连；TEE 是诊断血栓最可靠的方法，如怀疑血管翳，多层

螺旋 CT 可作为补充。

④ 血管翳和血栓可能同时存在。血流动力学和瓣叶活动的改善是判断溶栓成功的依据。

⑤ 在观察双叶碟瓣时,必须详细检查两个瓣叶的开闭情况,以免造成漏诊,因为有时血栓只影响一个瓣出现卡瓣现象,若检查不仔细,可能仅观察到未受影响而且开放完全的瓣叶。

（3）经食管超声心动图:TEE 的探头为高频探头,图像分辨力高,使得赘生物、血栓、血管翳及左房内自发显影的检出率明显提高。

（4）超声报告结论须涵盖的内容

1）二尖瓣位/主动脉瓣位人工机械/生物瓣梗阻。

2）梗阻的程度:可疑梗阻、明显梗阻。

3）梗阻的可能原因:血栓、血管翳、赘生物、瓣叶退变等。

3. 人工瓣膜反流　人工瓣膜反流基本上分为两种类型:跨瓣性反流和瓣周反流。跨瓣性反流又分为生理性反流和病理性反流。人工瓣膜生理性反流的特点为反流持续时间短,反流量少,彩色血流色彩单一、暗淡。

各种机械瓣均存在一定量的生理性反流,它是人工瓣膜设计特征的产物,其中部分为闭合回流,这种回流是人工瓣膜机械性关闭所需要的动力。瓣周漏指存在于缝合环和周围瓣环组织之间的反流,是瓣膜置换术后一种并发症。

（1）适应证:临床或超声检查发现以下异常者,须重点明确或除外本病。

1）心前区听诊发现新出现的异常杂音。

2）二尖瓣置换术后左心房内、主动脉瓣置换术后左心室流出道或左心室腔内探及较明显的中心性或偏心性反流信号。

3）收缩期于左心房内侧壁或外侧壁见源于缝合环外的花色血流信号,舒张期在主动脉瓣下沿室间隔或二尖瓣侧的来自缝合环处的反流信号。

（2）超声心动图检查要点

1）常用切面：详见本节中正常人工瓣膜部分。

2）检查内容

① CDFI：二尖瓣位瓣周漏表现为收缩期心房内侧壁或外侧壁见源于缝合环以外的蓝色为主的花色血流信号。主动脉瓣位瓣周漏表现为来自缝合环外的沿室间隔或二尖瓣侧舒张期的反流信号。跨瓣性反流有时为中央性的，但多数是偏心性，并沿邻近房室壁走行。

② CDFI：观察反流的情况、反流束的来源、反流的方向和程度。反流的严重程度评价方法与自体瓣膜反流类似。

③ 频谱多普勒：探及收缩期左心房内或者舒张期左心室流出道内湍流的异常频谱。

3）注意事项

① 瓣周反流的准确定位是很困难的，需要使用多个探查切面包括非标准切面，TEE 检查也是很有必要的。

② 由于人工瓣膜的反流多发生于瓣周且通常为偏心性反流，因此评价人工瓣膜的严重程度通常比评价自体瓣膜的反流更困难。

③ 瓣周漏和跨瓣反流的鉴别比较困难，以下标准有助于诊断瓣周漏：A.反流常起源于缝合环处，而不是穿过瓣膜本身；B.虽不能确定反流起源于缝合环之外，但明显不在通常前向血流所经过的途径；C.反流束近端加速区位于人工瓣膜之外。

④ 微小瓣周漏虽是病理性的，但只要不是继发于感染性心内膜炎，多数无临床意义，预后良好，目前也没有证据表明微小瓣周漏会增加感染性心内膜炎的发生率。

（3）经食管超声心动图：TEE 可以克服人工瓣膜声影对二尖瓣反流束的遮挡，所以在评价二尖瓣位人工瓣膜反流方面具有独到的优越性。而主动脉瓣位人工瓣膜反流 TEE 无明显优势。

（4）超声报告结论须涵盖的内容

1）二尖瓣位/主动脉瓣位人工瓣膜反流/瓣周漏。

2）反流的程度：轻度、中度、重度。

3）反流的可能原因：血栓、赘生物、瓣叶退变、撕裂等。

第三节　心　肌　病

心肌病是由各种原因引起的一组非均质的心肌病变。临床表现为心脏机械功能与电活动异常，超声表现为心室异常扩张与心肌肥厚。根据疾病累及器官的不同常分为两大类：原发性心肌病和继发性（特异性）心肌病。

一、原发性心肌病

（一）扩张型心肌病

扩张型心肌病（dilated cardiomyopathy，DCM）是一种病因不清、发病机制尚待阐明的心肌病。以心肌广泛变性、纤维化、坏死，心肌收缩力减弱，心脏扩大，心力衰竭为主要病变特征。可以是特发性、家族遗传性等。

1．超声心动图检查要点

（1）常用切面：胸骨旁左心室长轴切面和左心室短轴系列切面、心尖四腔心切面以及心尖左心室长轴切面。

（2）检查内容

1）二维超声：判定各房室腔的大小、大血管内径及室壁厚度，观察各瓣膜开放幅度及室壁运动幅度，观察左心室壁运动是否同步、协调，判定房室腔内有无附壁血栓，注意血栓大小及数目，观察心包腔情况。

2）M型超声：从心底向心尖部逐次扫查，重点观测各房室腔的大小、室壁运动幅度、二尖瓣的位置、开放幅度、E峰到室间隔的距离及左心室流出道的宽度等。

3）应用双平面Simpson法测量左心室收缩功能。TAPSE、FAC评估右心室收缩功能。

4）频谱多普勒超声：主要观测四个瓣膜口的血流速度、频谱形态,有无反流及程度,重点测量三尖瓣反流最大压差,并在此基础上估测肺动脉收缩压。

5）组织多普勒（TDI）等技术测定心室舒张功能。

6）CDFI：主要观察各瓣口血流、心腔内血流充盈及各瓣口反流情况。

（3）注意事项

1）因标准胸骨旁左心室长轴切面心尖部显示往往不理想,需要在心尖四腔心、五腔心及左心室长轴切面注意心尖运动情况、有无附壁血栓,防止漏诊。

2）仔细询问病史排除继发性心肌病。

3）当伴有完全性左束支传导阻滞时,左心室壁可以出现运动不协调。应注意和冠状动脉粥样硬化性心脏病进行鉴别。

2. 三维超声心动图　三维超声心动图可以更加直观立体地显示房室腔内血栓位置和数量;更加准确地测定左心室容积及收缩功能。

3. 超声报告结论须涵盖的内容

（1）心肌病分型:扩张型心肌病。

（2）房室腔大小:房室腔扩大程度。

（3）左心室收缩和舒张功能;右心功能评估情况。

（4）瓣口反流程度:轻度、中度、重度。

（5）是否有附壁血栓。

（6）是否有肺动脉高压。

（7）是否有心包积液。

（二）肥厚型心肌病

肥厚型心肌病（hypertrophic cardiomyopathy,HCM）主要是由于编码肌小节相关蛋白基因变异或病因不明的以心肌肥厚为特征的心肌病,以室间隔肥厚最为多见。家族性者为常染色体显性遗传。常发生心律失常及猝死。根据左心室流出道有无梗阻,分为静息梗阻性、隐匿梗阻性、非梗阻性;还可根据肥厚心肌的位置分为Ⅰ型:前室间隔肥厚;Ⅱ型:前室间隔和后室间隔均肥厚,左心室游离壁一般不受影响;Ⅲ型:室间隔和左心室壁均肥厚,以室间隔肥厚更明显(下壁不受累);Ⅳ型:乳头肌水平以下室间隔、左心室前壁和侧壁肥厚。

1. 超声心动图检查要点

(1)常用切面:胸骨旁左心室长轴切面、左心室短轴系列切面、心尖四腔心切面和五腔心切面,尤其是左心室短轴乳头肌水平切面。

(2)检查内容

1)二维超声:观察左心室壁增厚的部位、程度及乳头肌位置;观察肥厚心肌的回声特点、运动情况;观察主动脉瓣、二尖瓣及腱索形态及其运动;注意是否累及右心室壁。测量心室腔大小、左心室流出道宽度、室间隔及左心室壁厚度。

2)M型超声:观测有无二尖瓣前叶收缩期前向活动(SAM征);主动脉瓣收缩期有无提前关闭现象。

3)CDFI:五腔心及左心室长轴切面可观察左心室流出道内收缩期血流的颜色,如为五彩镶嵌状血流信号则判断存在流出道梗阻,并有助于判定梗阻部位。注意是否合并二尖瓣反流。

4)频谱多普勒:测量左心室流出道频谱速度、压差,观察频谱形态,于左心室流出道内探及收缩期、负向、高速湍流频谱可确定存在左心室流出道梗阻;若在静息状态下,左心室流出道峰值压差≥30mmHg,则为静息梗阻性;若在静息状态下,左心室流出道峰值压差<30mmHg,但负荷试验时,左心室流出道峰值压差≥30mmHg,则为隐匿梗阻性;若在静息状态和负荷试验时,左心室流出道峰值压差均<30mmHg,则为非梗阻性。

5)组织多普勒(TDI)等技术测定心室舒张功能。

6)对于经胸超声心动图诊断不明确的心尖肥厚或心尖室壁瘤、血栓等,建议左心腔声学造影检查。

(3)注意事项:注意除外其他引起左心室肥厚的病因,例如主动脉或主动脉瓣狭窄性病变、限制型心肌病、高血压、甲状腺功能减退、尿毒症等。侧壁和心尖肥厚易漏诊,必要时左心腔声学造影检查。

2. 三维超声心动图　HCM 患者三维超声心动图可更直观地显示左心室心腔变小及室壁增厚程度,准确测量左心室舒张末期及收缩末期容积,真实反映左心室功能。梗阻性 HCM 患者可更清晰地显示左心室流出道狭窄的程度,尤其是从左心室向心底方向观察时可以准确测定左心室流出道的面积。

3. 超声报告结论须涵盖的内容

（1）心肌病类型诊断:肥厚型心肌病。

（2）分型:梗阻性或非梗阻性。

（3）左心室收缩和舒张功能。

（4）瓣口反流程度:轻度、中度、重度。

（5）是否合并心尖室壁瘤、心尖血栓。

（6）是否合并肺动脉高压。

(三) 限制型心肌病

限制型心肌病(restrictive cardiomyopathy)是一种比较少见、特殊类型的心肌病。其特点为一侧或两侧心室有限制充盈及舒张期容量减少,其收缩功能正常或降低,心室壁增厚,可能伴增生的间质纤维化。

1. 超声心动图检查要点

（1）常用切面:胸骨旁左心室长轴切面、心尖四腔心切面、心尖两腔心切面、心尖左心室长轴切面等。

（2）检查内容

1）二维超声:测量各房室腔大小、室壁厚度及心内膜厚度;观察各瓣膜、心内膜回声、房室腔形态及室壁运动情况;判定心房内有无血栓以及血栓数量、大小;观察心包情况。

2）M 型超声:观察室壁运动幅度,判定心室收缩受限程度。测定左心室收缩功能。

3）频谱多普勒超声和 TDI:主要用于测定心室舒张功能,

测量二、三尖瓣口血流频谱,观察心室有无限制性充盈障碍这一病理特征。估测肺动脉高压情况。

4)CDFI:观察各瓣口反流情况。

（3）注意事项

1)二维超声检查注意心内膜情况,室壁厚度,心腔变化,包括心房增大,心室腔缩小情况,尤其要注意观察心尖有无闭塞,将聚焦带调至近场有利于对心尖的观察。

2)注意观察心包的情况,需要与缩窄性心包炎的鉴别。

3)频谱多普勒超声测量二、三尖瓣血流频谱对本病诊断很重要,检查时注意将多普勒取样容积放在房室瓣尖水平并保持声束与血流方向平行。

2. 超声报告结论须涵盖的内容

（1）心肌病分型:限制型心肌病。

（2）房室腔大小:房室腔扩大程度。

（3）心室收缩和舒张功能。

（4）瓣口反流程度:轻度、中度、重度。

（5）是否有附壁血栓。

（6）肺动脉压力。

(四) 左心室心肌致密化不全

左心室心肌致密化不全(noncompaction of ventricular myocardium,NVM)是先天性心肌发育不良的罕见类型。是一组以增多肌小梁及小梁间深陷的隐窝为形态学特征的先天性疾病,有家族倾向性,也可独立存在,可伴有心功能不全、心律失常及血栓栓塞等临床表现。

1. 超声心动图检查要点

（1）常用切面:左心室长轴切面、四腔心切面、心尖两腔心切面、心尖左心室长轴切面以及左心室短轴系列切面。

（2）检查内容

1)二维超声:测量各房室腔的大小、室壁厚度;观察房室腔形态、室壁运动情况、心内膜连续性;观察左心室心尖部、侧壁、下壁内膜面是否可见多发肌小梁突入左心室腔内,小梁之间是否出现深度不同的隐窝状间隙;非致密化心肌层与致密化心肌层比例(下壁、侧壁和心尖部为重点,收缩末期测量)>2视为异常。

2)M型超声:从心底向心尖部逐次扫查,观测各房室腔的大小、室壁运动幅度;测量左心室收缩功能。

3)频谱多普勒超声和TDI:测定左心室舒张功能;探测各瓣口反流的频谱流速。

4)CDFI:主要观察肌小梁隐窝内血流充盈情况,是否与左心室腔相通;观测各瓣口反流情况。

(3)注意事项

1)二维超声检查注意左心室壁的变化,包括心内膜连续性,左心室心尖部、侧壁、下壁内膜面是否有多发肌小梁突入左心室腔内,小梁之间的隐窝状间隙是否与心腔相通,对于心尖部观察困难时可将聚焦带调至心尖处。

2)三维超声心动图和左心腔声学造影对发现肌小梁和判断隐窝的存在有帮助。

3)CDFI要观察肌小梁隐窝内血流充盈情况,是否与左心室腔相通,如果左心室收缩功能减低,心尖部血流显示不良时可将血流速度量程降低,聚焦点移至心尖水平,二维增益降低,以重点显示心尖部血流信号。

4)心腔超声造影有利于心尖肥厚型心肌病和左心室心肌致密化不全的鉴别。

2. 三维超声心动图　左心室心尖部、下壁或侧壁可直观显示隐窝及肌小梁走行紊乱呈织网状结构,以及肌小梁突入左心室腔内的部位及程度;可以更准确测量左心室容积和收缩功能。

3. 超声报告结论须涵盖的内容

(1)心肌病分型:左心室心肌致密化不全。

(2)房室腔大小:房室腔扩大程度。

(3)心室收缩和舒张功能。

(4)瓣口反流程度:轻度、中度、重度。

（5）是否有附壁血栓。

（五）致心律失常性右心室心肌病

致心律失常性右心室心肌病（arrhythmogenic right ventricular cardiomyopathy，ARVC）是一种以右心室心肌被纤维脂肪组织进行性替代为特征的心肌病，临床表现为室性心律失常、晕厥、心力衰竭及猝死。

1. 超声心动图检查要点

（1）常用切面：左心室长轴切面、左心室短轴系列切面、右心室流入道及流出道切面、心尖四腔心切面和一些非标准切面。

（2）检查内容

1）二维超声：判定各房室腔的大小、大血管内径，尤其是右心室舒张末期、收缩末期直径，右心室流出道内径；观察各瓣膜和房室腔形态，重点是右心室壁运动，有无室壁膨出；观察肝静脉、下腔静脉宽度及下腔静脉内径随呼吸变化的情况；判定右心腔内有无附壁血栓。

2）M 型超声：观察室壁运动幅度，重点观察右心室壁运动幅度及三尖瓣环位移等。

3）频谱多普勒超声和 TDI：测定心室舒张功能及三尖瓣环收缩期峰值速度。

4）右心室面积变化分数评估右心室收缩功能。

5）CDFI：主要观察心腔内血流充盈及各瓣口反流情况。

6）观察有无心包积液。

（3）注意事项

1）二维多切面检查注意右心室形态及室壁运动情况、有无附壁血栓，防止漏诊。

2）注意右心室收缩、舒张功能测定及三尖瓣环位移，下腔静脉扩张及肝淤血情况。

3）仔细询问有无心律失常及家族史。

2. 三维超声心动图　三维超声心动图可从任意角度直观、完整地观察右心室并显示心腔全貌，计算右心室面积变化分数及射血分数,评估右心室功能变化更加精准。

3. 超声报告结论须涵盖的内容

(1)心肌病分型:致心律失常性右心室心肌病。

(2)房室腔大小:房室腔扩大程度及右心室流出道扩大程度。

(3)右心室收缩和舒张功能。

(4)瓣口反流程度:轻度、中度、重度。

(5)是否有附壁血栓。

(6)下腔静脉及肝静脉扩张程度。

二、继发性心肌病

继发性心肌病定义为心肌病变作为全身多器官病变之一的疾病。包括缺血性心肌病、瓣膜性心肌病、高血压性心肌病、炎症性心肌病、代谢性心肌病、神经肌肉性疾病、自身免疫性疾病、酒精性心肌病、围生期心肌病等。

不同病因所致心肌病的病理损害和病理过程是有差异的,但解剖结构改变、病理生理及心功能受损模式仍主要分为3个类型:扩张型、限制型和肥厚型。多数表现为扩张型心肌病,如缺血性心肌病、酒精性心肌病、糖尿病性心肌病、围生期心肌病等,一些表现为限制型心肌病,如心肌淀粉样变性、嗜酸细胞增多性心内膜心肌病等,较少表现为肥厚型,如糖原累积性心肌病。也有的继发性心肌病兼具两种类型的表现,或不同病程过程中表现为不同类型转换。一些继发性心肌病具有较独特的超声表现,而大多数的病因诊断需结合临床有关原发疾病的诊断。

1. 超声心动图检查要点

(1)常用切面:胸骨旁左心室长轴切面、胸骨旁左心室短轴系列切面、心尖四腔心切面、心尖两腔心切面、心尖三腔心切面、心尖五腔心切面及剑突下下腔静脉长轴切面。

(2)检查内容

1)测量心腔大小并观察心腔形态,注意观察增大的心腔是否有血栓。

2）心室壁厚度测量及室壁运动评价。

3）心肌组织特征观察:在恰当的增益条件下观察心肌回声的纹理是否存在、是否有增强,增强是粗大的点片状还是细颗粒状,或是"颗粒闪烁样"。

4）记录心内各瓣口血流频谱,记录瓣膜反流情况,观察瓣膜形态活动除外瓣膜病。如有三尖瓣反流,估测肺动脉收缩压。

5）观察有无心包积液。

6）观察下腔静脉宽度及内径随呼吸变化的情况,下腔静脉内是否有自发显影。

7）测量左心室容积、计算左心室射血分数。

8）测量右心室面积变化率。

9）评价心室舒张功能。

（3）注意事项:继发性心肌病的诊断必须密切结合临床资料,其超声表现常无特异性,但有一定特点,临床常见继发性心肌病的超声表现特点如下:

1）缺血性心肌病(见本章第四节)。

2）糖尿病性心肌病:心腔不同程度增大,室壁轻度增厚伴或不伴室壁回声增强,舒张功能首先受累,伴或不伴收缩功能减低。

3）酒精性心肌病:左心腔增大或全心增大,室壁增厚、回声增强、运动减低,收缩功能减低。

4）围生期心肌病:左心腔增大或全心增大,室壁变薄或厚度正常、运动减低,收缩功能减低。

5）甲亢性心肌病:左心腔增大为主,心房显著,室壁厚度变薄或正常,收缩功能正常或减低,易合并房颤。

6）尿毒症性心肌病:左心扩大为主,室壁增厚、回声增强、运动减低,收缩功能减低,常伴心包积液。

7）心脏淀粉样变:双房增大,室壁增厚为主,室壁内部回声呈弥漫"颗粒样闪烁"性增强,瓣膜、房间隔等心内结构增厚,收缩功能或轻度减低,心室舒张功能减低(限制性充盈异常);左心室纵向应变可呈现基底段和中间段降低,心尖部正常,牛眼图出现"心尖保留"现象。

8)心内膜弹力纤维增生症:心腔扩大,以左心室显著,左心室后壁心内膜增厚,室壁运动减低,左心室收缩功能减低,舒张功能减低(限制性充盈异常)。

2. 经食管超声心动图　由于心肌病多伴有较严重的心功能障碍,而且对继发性心肌病,经食管超声较经胸超声没有带来更多的信息,故经食管超声较少应用。除非以下情况:经胸超声图像不清楚,不能除外瓣膜病等其他疾病,且患者一般状态允许;或怀疑左心房血栓引发血栓栓塞并有再发栓塞危险,需临床干预时。

3. 超声报告结论须涵盖的内容

(1)病因诊断:通常需结合相应疾病的临床诊断。对于少数有特征表现的继发性心肌病如淀粉样变性、嗜酸细胞增多性心内膜心肌病等可做病因提示,建议临床进一步相关检查。

(2)解剖学异常诊断:左心室增大、左心室壁肥厚等。

(3)合并瓣膜反流的诊断。

(4)肺动脉高压的程度评价:轻度、中度、重度。

(5)合并心包积液情况:少量、中量、大量。

(6)心功能评价:包括收缩功能评价和舒张功能评价。

第四节　冠状动脉粥样硬化性心脏病

冠状动脉粥样硬化性心脏病(coronary atherosclerotic heart disease)指冠状动脉粥样硬化引起管腔狭窄或闭塞,和缺血的非心外膜冠状动脉原因,包括冠状动脉微血管功能障碍、血管痉挛性疾病和心肌代谢紊乱,最终导致心肌灌注减低,心肌缺血、缺氧或坏死而引起的心脏病,简称冠心病(coronary artery disease)。冠心病是严重危害人类健康的常见疾病之一。在我国,该病的发病率近年来呈明显上升趋势。多发于 40 岁以上成人,男性发病早于女性。

　　超声心动图能够显示因心肌缺血或梗死所导致的节段性室壁运动异常(regional wall motion abnormality,RWMA),对心肌缺血或梗死部位、范围进行定位和定量分析,同时还能评价心功能,诊断心肌梗死并发症,在冠心病的诊断与鉴别诊断、预后判断、治疗效果观察方面均有重要意义。

一、心肌梗死

(一) 超声心动图检查要点

　　1. 常用切面　胸骨旁左心室长轴切面、胸骨旁右心室流入道切面、胸骨旁右心室流出道切面、胸骨旁短轴系列切面、心尖四腔心切面、心尖五腔心切面、心尖两腔心切面、心尖长轴切面。必要时也可采用剑突下区和胸骨上窝补充检查。

　　2. 检查内容

　　(1) RWMA 的部位、范围、程度。其中部位和范围采用 17 节段法描述,程度采用室壁运动半定量分析,分为:运动正常或增强、运动减弱、无运动、矛盾运动(包括室壁瘤)。

　　(2) 梗死区室壁厚度及回声的改变。

　　(3) 腔室大小、形态的改变。

　　(4) CDFI 观察各瓣膜的反流情况,如乳头肌功能不全时,可检出二尖瓣反流,右心室心肌梗死常出现三尖瓣反流。

　　(5) 评估心功能。

　　3. 注意事项

　　(1) 急性心肌梗死导致的 RWMA 严重程度往往较心肌缺血引起的重,但不能仅根据 RWMA 的程度判断为心肌缺血或心肌梗死。必须结合病史、心电图等其他临床资料。

　　(2) 超声检测 RWMA 且与冠心病相关的情况:心肌缺血、心肌梗死后瘢痕心肌、心肌顿抑(myocardial stunning)、心肌冬眠(myocardial hibernation)。其中心肌顿抑是心肌缺血再灌注损伤的一种表现形式,指心肌在暂时的缺血后,虽然再次获得了足够的血流灌注,但仍然不能完全恢复其功能的现象。通常在数小时或数天内逐渐恢复。心肌冬眠由冠状动脉慢性缺血引起,是一种可逆性心肌缺血状态。

（3）超声检测 RWMA 但与冠心病不直接相关的情况:传导系统障碍,包括左右束支传导阻滞、心室安装心脏起搏器、预激综合征等,以及心肌炎、应激性心肌病、结节病、室间隔异常运动、心脏开放性手术后、右心室前/后负荷过重。

（4）超声检测 RWMA 存在假阴性,例如非透壁性心肌梗死和小范围心肌梗死时,RWMA 可阴性。需结合心肌损伤标志物及心电图等其他临床资料。

（5）RWMA 发生在胸痛发作时,呈一过性,胸痛发作消失后,室壁运动可能恢复正常,心室壁回声和室壁厚度与正常节段无明显差别,这类现象多见于心绞痛发作时。应立即配合心电图及心肌损伤标志物检查,以防发生严重心血管病事件。

（6）RWMA 持续存在,多为发生了急性或陈旧性心肌梗死。

（7）胸痛患者超声心动图检查并未发现 RWMA,需排除以下几种情况:急性非 ST 段抬高心肌梗死、主动脉夹层动脉瘤破裂、急性心包炎及急性肺栓塞等。

（8）当 2 个或 2 个以上心肌节段显示不清时,可考虑使用左心声学造影帮助判断室壁运动。

(二) 超声报告结论须涵盖的内容

（1）节段性室壁运动异常。

（2）心脏结构的改变。

（3）CDFI:各瓣膜的反流情况。

（4）心脏功能的评价。

二、心肌梗死并发症

(一) 超声心动图检查要点

1. 常用切面　同 "心肌梗死" 一节。

2. 检查内容

（1）在心肌梗死早期观察梗死的范围、部位和程度,在心肌梗死的发展过程中动态观察心肌梗死的扩展和延展及对心功能的影响。

（2）梗死区室壁回声及厚度的改变,是否发生室壁破裂及室间隔穿孔。

（3）腔室大小、形态的改变,是否发生室壁瘤及附壁血栓。

（4）CDFI 观察各瓣膜的反流情况,是否出现严重瓣膜反流,注意腱索、乳头肌形态和功能。

（5）评估心功能。

3. 注意事项

（1）急性心肌梗死（AMI）合并室间隔穿孔部位多在前室间隔与心尖部,图像显示不清晰,因此,临床怀疑合并室间隔穿孔时,需仔细扫查多切面观察,必要时采用非标准切面,尤其注意室壁变薄及存在 RWMA 的部位,有时可能通过右心室心尖部收缩期异常血流发现。

（2）AMI 合并左心室附壁血栓时应注意与心尖部肌柱回声和超声近场伪差鉴别,尤其是血栓较为新鲜时。血栓回声必须在至少 2 个以上切面可以观测到。必要时可采用左心室声学造影。

（3）真性室壁瘤与假性室壁瘤的鉴别:真性室壁瘤常见于心尖部,瘤颈较宽,为薄弱纤维瘢痕区,其血流与心室腔自由交通但缓慢瘀滞,需注意排查附壁血栓。假性室壁瘤常见于下壁或下侧壁基底段,瘤颈较窄(小于瘤体最大径的 50%),为梗死心肌壁全层破裂后的心包组织包裹区,可见双期双向血流交通。

（4）左前降支（LAD）和左回旋支（LCx）的对角支均供应前外侧乳头肌,但后降支［通常是右冠状动脉（RCA）的分支］单独供应后内侧乳头肌。因此,后内侧乳头肌破裂更为常见,伴随二尖瓣后叶的连枷样运动。

（5）室间隔穿孔可在心肌梗死后 24 小时内发生,并常导致心源性休克。有广泛梗死、血运重建延迟或效果不佳、以及体型较小的老年或女性患者发生室间隔穿孔的风险更高。

（6）心室游离壁破裂常发生于心肌梗死后 5 天内。

（二）超声报告结论须涵盖的内容

1. 病因诊断　冠状动脉粥样硬化性心脏病，心肌梗死。

2. 并发症诊断　室壁瘤形成、附壁血栓形成、室间隔穿孔、心室游离壁破裂、二尖瓣乳头肌功能不全、二尖瓣腱索或乳头肌断裂、心包积液等。

3. 心脏结构的改变。

4. CDFI　各瓣膜的反流情况。

5. 心脏功能的评价。

三、缺血性心肌病

缺血性心肌病（ischemic cardiomyopathy）是由于多支冠状动脉受累导致的心肌广泛缺血、坏死、纤维化，继而心脏明显扩大，收缩、舒张功能明显受损的心脏疾病。

心肌梗死后，左心室结构的变化可能不仅仅局限于梗死区域，整个左心室可能因病理及生理状态发生反应性扩大、质量增加，这个过程被称为心室重塑。

（一）超声心动图检查要点

1. 常用切面　同"心肌梗死"一节。

2. 检查内容

（1）腔室形态改变：早期左心室扩大为主，可伴局部室壁膨出，晚期常全心扩大，近似球形。

（2）室壁运动异常：室壁运动幅度普遍减低或大部分室壁动度减低，程度强弱不等，呈节段性分布，这是缺血性心肌病与扩张型心肌病的鉴别要点之一。

（3）室壁回声及厚度：室壁回声增强，部分室壁可变薄、膨出。

（4）CDFI：观察各瓣膜的反流情况。

（5）心功能评估。

3. 注意事项

（1）缺血性心肌病大部分室壁运动普遍减低,但正常供血室壁节段运动正常甚至可出现代偿性运动增强,表现为室壁运动强弱不等,呈节段性分布。扩张型心肌病的室壁运动幅度普遍性减低,这是二者的超声鉴别要点。但三支严重病变的缺血性心肌病可以表现为心肌整体收缩活动普遍性降低,超声难以与扩张型心肌病相鉴别。

（2）左心室几何形状和功能的改变经常伴随着重塑。梗死区的邻近区域可能发展为室壁运动异常(这一过程称为"梗死扩张"),但即使是相对远离原梗死的区域且心外膜冠脉血流通畅,也可能出现运动减低。这些变化背后的病理生理学是复杂的,但被认为是因心肌负荷增加,导致间质纤维化增加,心肌细胞进一步减少,进而降低心室的整体收缩力和舒张功能。随着更广泛的重塑,心脏通常会变得更接近球状。

（3）心肌梗死患者即便在接受血运重建后,仍有一半患者存在微循环功能障碍,并与预后相关。必要时可选择负荷超声心动图及左心声学造影进行存活心肌及微循环灌注异常的判断,可帮助临床风险分层及管理决策。

（二）超声报告结论须涵盖的内容

1. 心肌病变(病因结合临床),室壁运动评价。

2. 心脏结构的改变。

3. CDFI　各瓣膜的反流情况。

4. 心脏功能的评价。

第五节　特发性肺动脉高压

特发性肺动脉高压(idiopathic pulmonary arterial hypertension, IPAH)是指原因不明的肺血管阻力增加,引起持续性肺动脉压力升高,排除所有引起肺动脉高压的继发性因素。多见于中青年,男女发病率之比为 1∶(2~3)。IPAH 诊断标准:海平面状态下、静息时,右心导管测量肺动脉平均压(mean pulmonary artery pressure，mPAP）≥25mmHg。在肺动脉高压分类中属于第一类动脉性肺动脉高压。

（一）超声心动图检查要点

1. 常用切面 胸骨旁左心室长轴切面、胸骨旁大血管短轴切面、胸骨旁双心室短轴切面、胸骨旁四腔心切面、心尖四腔心切面。

2. 检查内容

（1）右心房、右心室大小及右心室壁的厚度，肺动脉的内径。

（2）肺动脉瓣 M 型超声图像特殊的运动曲线，主要表现为收缩期肺动脉瓣开放时，可出现收缩中期关闭或切迹，肺动脉瓣开放曲线呈"W"形或"V"形。

（3）CDFI 观察三尖瓣及肺动脉瓣的反流程度。

（4）常规根据三尖瓣反流的峰值流速估测肺动脉收缩压，根据肺动脉瓣反流的峰值流速估测肺动脉舒张压及平均压。

（5）双心室短轴切面观察室间隔的形态。

（6）下腔静脉内径及吸气时塌陷率。

（7）右心功能评估。

3. 注意事项

（1）诊断 IPAH 一定要排除呼吸系统疾病、左心系统疾病、先天性心血管疾病、结缔组织疾病、血液系统疾病、肿瘤性疾病、二尖瓣狭窄及肺血管栓塞等其他导致肺动脉压力升高的疾病。

（2）双心室短轴切面，收缩末期室间隔向左心室偏移的程度可以反映肺动脉高压的程度，偏移越明显，肺动脉压力越高。

（3）存在右心室流出道及肺动脉瓣狭窄时，三尖瓣反流的峰值流速估测值为右心室收缩压，不能直接反映肺动脉压。

（4）根据下腔静脉内径和吸气时塌陷率估测右心房压，在距离右心房入口20mm 处测量，内径≤21mm，塌陷率

>50%,右心房压 0~5mmHg;内径 >21mm,塌陷率 >50%,或内径≤21mm,塌陷率 <50%,右心房压 5~10mmHg;内径 >21mm,塌陷率 <50%,右心房压 10~15mmHg。

（5）IPAH 时,肺动脉血流频谱收缩早期突然加速,峰值流速前移至收缩早期并峰值降低,呈"匕首"样,然后提前减速。

（6）二维超声心动图可以通过右心房面积、三尖瓣环收缩期位移（TAPSE）、肺动脉收缩压（PASP）,以及有无心包积液等评价肺动脉高压患者的严重程度,三维超声心动图可以提供更可靠的右心室容量和收缩功能结果。

（二）组织多普勒

组织多普勒通过测量三尖瓣环运动速度评估右心室长轴收缩和舒张功能,将系统设置于组织多普勒（TDI）模式,取心尖四腔心切面,取样容积置于三尖瓣前叶与三尖瓣环连接处,记录三尖瓣环的运动频谱,测量收缩期峰值运动速度（Vs）、舒张早期峰值运动速度（Ve）和舒张晚期峰值运动速度（Va）。肺动脉高压患者,Vs、Ve、Va 和 Ve/Va 较正常人显著降低。但是此技术受多普勒超声束与心肌运动方向的夹角、心脏的整体运动及呼吸运动的影响。

（三）三维超声心动图

实时三维超声心动图通过对心脏结构的立体取样,能够相对准确评估右心室的容积。全自动三维超声右心室量化软件（3D Auto RV）通过人工智能技术可以实现全自动量化右心室结构,有望实现临床快速、准确评估右心室的容积及射血分数（RVEF）,但二维图像质量不清晰及心律不齐者应用受限。

（四）右心室心肌应变

斑点追踪技术可以评估右心室心肌的伸长和缩短,是评估右心室收缩功能的新兴技术,尤其是右心室游离壁纵向应变更能反映右心室收缩功能的变化,可以评估病情的严重程度,预测临床预后。

（五）超声报告结论须涵盖的内容

1. 右心房的内径和面积。

2. 右心室的内径、舒张末面积和收缩末面积,右心室壁厚度及肺动脉内径。

3. 三尖瓣、肺动脉瓣的反流程度 轻度、中度、重度。

4. 肺动脉收缩压、舒张压及平均压的估测值(单位:mmHg)。

5. 右心室功能 TAPSE、组织多普勒 S 峰、FAC,有条件的医院可以增加右心室游离壁应变,三维超声的右心室舒张末容积、收缩末容积、右心室每搏量、心输出量、右心室射血分数等参数。

6. 下腔静脉内径以及随呼吸变化率。

第六节　主动脉疾病

一、主动脉瘤

主动脉瘤(aortic aneurysm)是累及主动脉的第二大常见疾病,发病率仅次于主动脉粥样硬化。临床上引起主动脉瘤的原因包括退行性疾病(高血压、动脉粥样硬化、囊性中层坏死、狭窄后扩张如主动脉瓣狭窄或二叶主动脉瓣畸形等),胶原血管疾病(马方综合征、Ehlers-Danlos 综合征、Loeys-Dietz 综合征、家族性主动脉瘤),炎症性疾病(类风湿、系统性红斑狼疮、强直性脊柱炎、赖特综合征、梅毒、主动脉炎)及创伤(包括医源性损伤)等。由于各种原因造成的正常主动脉局部或多处向外不可逆性的扩张或膨出,形成“瘤样”结构,称为主动脉瘤。一般认为动脉局部管径扩张超过预期正常管径的 1.5 倍以上,即为动脉瘤。主动脉瘤可发生在主动脉的各个部位,根据其部位不同,可分为主动脉根部瘤、升主动脉瘤、主动脉弓部瘤、胸降主动脉瘤及腹主动脉瘤。根据瘤体形态不同,分为囊状动脉瘤、梭形动脉瘤和混合性动脉瘤。依据主动脉瘤壁的病理结构,主动脉瘤又分为真性主动脉瘤和假性主动脉瘤。真性动脉瘤是血管变宽涉及血管壁的 3 层结构。假性动脉瘤是动脉局部破裂,管壁层次连续性中断,由血块或周围机化软组织封住而形成。

主动脉瘤可伴发的临床症状有疼痛、压迫症状、左心功能不全及心绞痛等,部分患者可无症状。

（一）适应证

临床或超声检查发现以下异常者,须重点明确或除外本病:

1. 临床出现胸痛、腹痛、吞咽困难等症状。

2. 患者腹部触及搏动性团块,或闻及杂音。

3. 主动脉呈囊袋样或梭形局限性扩张。

（二）超声心动图检查要点

1. 常用切面　胸骨旁左心室长轴切面、胸骨旁大血管短轴切面、胸骨旁降主动脉长轴切面、心尖五腔心切面、剑突下腹主动脉长轴或短轴切面及胸骨上窝切面等。

2. 检查内容

（1）内径:主动脉局部扩张超过预期正常管径 1.5 倍,可诊断为主动脉瘤。

（2）形态:主动脉呈囊袋状或梭形局限性扩张。

（3）瘤壁:真性动脉瘤体边缘与主动脉壁连续,瘤壁构成层次与主动脉壁基本一致;假性动脉瘤的主动脉壁连续性中断,瘤壁由血栓及周围机化软组织构成,常表现为厚薄不均、回声不均匀等现象。

（4）血流:瘤体中血流缓慢形成涡流,常可见"自发显影",较大瘤体内多见紧贴瘤壁的附壁血栓。

（5）伴发征象:①主动脉瓣关闭不全,主动脉根部瘤常导致主动脉瓣环扩张而出现主动脉瓣相对性关闭不全;②压迫症状,主动脉根部瘤可向后挤压左心房,致左心房呈狭长状;升主动脉瘤可占据整个心前区,将整个心脏挤向左下方;③主动脉夹层,由于主动脉瘤样扩张,导致内膜撕裂形成夹层动脉瘤。

（6）真、假性动脉瘤的主要鉴别点为：①假性动脉瘤常有创伤（含手术）史或感染史，而真性动脉瘤多无上述病史；②真性动脉瘤的瘤壁与主动脉壁构成一致，而假性动脉瘤的瘤壁连续性中断而由血栓及周围机化软组织构成，常表现为厚薄不均、其内回声不均匀等；③真性动脉瘤基底部较宽，而假性动脉瘤的基底部（瘤壁破口）较窄；④主动脉瘤体内血流表现为膨大瘤腔内的涡流信号，而假性动脉瘤还可出现位于瘤壁破口处的血流呈往返穿梭状态。

3. 注意事项　检查过程中尽量避免患者剧烈活动，建议经食管超声心动图操作，在术中麻醉状态下进行，且动作轻柔。

（三）经食管超声心动图

对于胸壁条件不好、经胸图像欠佳的患者，TEE 能不受声窗限制，清晰显示瘤体内径、范围及瘤壁情况，尤其是瘤体位于升主动脉和胸降主动脉时。但 TEE 很难显示主动脉弓部瘤和腹主动脉中下段瘤体。临床上在围手术期，TEE 有助于诊断和手术管理过程中的决策。

（四）三维超声心动图

实时三维超声心动图可充分显示动脉瘤的形状，从而能够全面测量其大小，使得对主动脉瘤的诊断更加可靠，此外，实时三维超声心动图可较准确地评估主动脉瓣反流严重程度。经食管实时三维超声能够动态重建主动脉瘤瘤壁情况。

（五）超声报告结论须涵盖的内容

1. 动脉瘤所处的主动脉节段　主动脉根部、升主动脉、主动脉弓、胸降主动脉或腹主动脉。

2. 动脉瘤的大小及其累及的范围。

3. 主动脉根部瘤导致的主动脉瓣反流程度　轻度、中度、重度。

4. 其他继发改变　主动脉瘤壁内血栓、心腔扩大、心功能评估等。

二、主动脉夹层

主动脉夹层(aortic dissection,AD)是指主动脉内膜撕裂,使血液通过内膜撕裂处进入主动脉中层,撕裂的内膜片将其分成真腔与假腔,形成夹层。夹层可以沿着主动脉壁纵向、环向进展,也可以顺行或逆行方式传播,其扩展范围较大者可自升主动脉直至腹主动脉分叉处。假腔内血液流动可通过内膜再次撕裂回到真腔;如果假腔中的血液撕裂了外中膜和外膜,就会导致主动脉破裂。引起主动脉夹层最常见和主要的原因是高血压、动脉粥样硬化,其他原因包括结缔组织病、二叶主动脉瓣畸形、炎性血管病、妊娠、创伤、心血管手术、滥用兴奋剂及感染等。AD 一般起病急骤、进展迅速、死亡率高。AD 可导致许多危及生命的并发症,包括急性主动脉瓣反流、心肌缺血、心脏压塞、急性卒中或灌注不足综合征等。根据 2022 年中国专家共识,将 AD 分为三期:发病时间≤14 天为急性期;>14~90 天为亚急性期;>90 天为慢性期。

AD 分型一般应用较广泛的是 DeBakey 分型和 Stanford 分型。DeBakey 分型根据夹层起源和主动脉受累部位将主动脉夹层分为三型:Ⅰ型,主动脉夹层部位起始于升主动脉,并累及主动脉弓和降主动脉;Ⅱ型,夹层仅限于升主动脉;Ⅲ型,夹层起始于降主动脉,并向远处延伸(可分为两个亚型:Ⅲa 型,夹层仅限于胸降主动脉;Ⅲb 型,夹层延伸至横膈下方主动脉)。Stanford 分型根据升主动脉是否受累分为两型,DeBakey Ⅰ型和Ⅱ型统称为 Stanford A 型,Ⅲ型又称为 Stanford B 型。TED(type,entry location and malperfusion)分型是一种新的改良 Stanford 分型方法,将只有主动脉弓和降主动脉夹层而不累及升主动脉的病例归属于非 A 非 B 型。

(一)适应证

临床或超声检查发现以下异常者,须重点明确或除外本病:

1. 突发前胸、后背或/和腹部剧烈疼痛,多为撕裂样或刀割样疼痛,呈持续性,难以忍受。患者往往烦躁不安、大汗淋漓,有濒死感。严重的可以出现急性心衰、晕厥,甚至突然死亡。

2. 主动脉腔内剥脱内膜片的存在。

3. 内膜片将主动脉腔分隔为真、假腔,部分假腔可血栓化。

4. CDFI显示经内膜片撕裂口处的血流信号鲜艳,穿梭于真、假腔之间。

5. 主动脉常常呈不同程度增宽,部分节段呈瘤样扩张。

(二) 超声心动图检查要点

1. 常用切面　胸骨旁左心室长轴切面、胸骨旁大血管短轴切面、胸骨旁降主动脉长轴切面、心尖五腔心切面、剑突下腹主动脉长轴或短轴切面及胸骨上窝切面等。

2. 检查内容

(1) 主动脉腔内见细长、活动的线状回声并随心动周期呈明显的规律活动。

(2) 夹层近端是否累及窦管交界、窦壁、冠状动脉开口、主动脉瓣及瓣交界。

(3) 主动脉瓣反流程度。

(4) 冠状动脉受累情况。

(5) 入口和出口的位置、大小和数目。

(6) 是否累及主动脉弓及其分支血管,包括头臂动脉、左颈总动脉和左锁骨下动脉。

(7) 远端累及范围,是否累及胸降主动脉、腹主动脉及其主要分支,包括肾动脉和髂动脉等。

(8) 鉴别真、假腔及各分支血管供血。

(9) 评价心室舒缩功能。

(10) 是否合并心包积液或心脏压塞。

3. 注意事项

(1) 辨认主动脉腔内的内膜片,线样伪像常常与其他心脏结构或主动脉根部平行活动;形成的假腔可能会压迫真正的主动脉腔,假腔往往大于真腔。

（2）真、假腔的鉴别要点：①主动脉瓣口，真腔自主动脉瓣口向上延续，假腔不包含主动脉瓣口；②内膜片移动，收缩期真腔扩大，内膜片移向假腔，舒张期内膜片移向真腔；③CDFI，真腔血流颜色明亮、流速较快，假腔血流颜色微暗、血流缓慢，甚至无血流信号（血栓充填）；④入口血流，血流收缩期自真腔进入假腔，舒张期自假腔进入真腔。

（3）与主动脉壁内血肿（intramural hematoma，IMH）和穿透性主动脉粥样硬化斑块性溃疡（penetrating atherosclerotic aortic ulcer，PAU）鉴别：IMH 可能是由于主动脉中层滋养血管破裂导致血液积聚在主动脉壁中层内，通常无内膜撕裂，可与 AD 鉴别。部分病例可能发展为完全的 AD。在 PAU 中，主动脉斑块破裂至底层，在主动脉壁内产生溃疡，并可能形成 IMH。与典型的 AD 不同，其通常仅累及升主动脉头几个厘米。

（4）检查过程中避免剧烈活动，以防瘤体破裂导致患者死亡。

（5）遇有急性胸痛患者切记进行急诊超声处理，不可候诊时间过长。

（三）经食管超声心动图

对于胸壁条件不好、经胸图像欠佳的患者，建议做 TEE 检查。TEE 是病情不稳定和不宜移动患者首选的诊断成像方法，因其不受声窗限制，能够清晰显示内膜片的起始点，分辨内膜片与主动脉根部各结构的空间关系、是否累及主动脉弓及其分支血管、破口的位置和数目、假腔是否血栓化等，TEE 对 AD 诊断的敏感性为 98%~100%，特异性为 95%~100%。但 TEE 的准确性高度依赖于操作者的技能。此外，TEE 很难在一个切面中显示主动脉弓部全貌，且也无法显示腹主动脉中下段。临床中 TEE 用于术前显示导致 A 型主动脉夹层主动脉瓣反流的解剖机制和冠状动脉受累情况分析，也能用于保留主动脉瓣的根部处理术中，还能对手术效果进行实时评价。但要注意最好在麻醉下进行 TEE 检查。

(四) 三维超声心动图

除了具有二维超声的上述诊断能力,实时三维经食管超声心动图可充分显示主动脉夹层灌注腔和非灌注腔之间的连通部位,从而能够全面测量动脉瘤大小,使得对夹层动脉瘤的诊断更加可靠。实时三维经食管超声心动图以其独特的动态三维重建能力和高分辨率,在对主动脉夹层病变累及解剖结构的细化显示中,较二维经食管超声心动图有着显著的优势,主要表现有:

1. 内膜片的走行及运动　实时显示剥脱内膜三维形态及其随心动周期规律运动状态,尤其是"螺旋"型、"C"型及"套筒"样剥脱内膜片。在主动脉夹层,三维形态上表现为组织片,而二维形态上显示为线性回声,可能与伪影混淆。

2. 撕裂口的形状　实时动态显示撕裂口呈椭圆形或不规则真实形态,有助于准确测量撕裂口参数,还能实时观察撕裂口随心动周期的形态变化,全容积彩色血流成像模式还能观察通过撕裂口的血流束。

3. 冠状动脉受累情况　实时动态显示内膜片与冠状动脉开口的空间位置关系,协助诊断冠状动脉受累情况。

(五) 超声报告结论须涵盖的内容

1. 诊断及分型　主动脉夹层(DeBakey Ⅰ型、Ⅱ型、Ⅲ型或Stanford A 型、B 型)。

2. 主动脉瓣受累情况及主动脉瓣反流程度　轻度、中度、重度。

3. 冠状动脉开口是否受累。

4. 是否有心包积液。

5. 其他继发改变　心功能评估、心腔扩大等。

三、主动脉窦瘤及其破裂

主动脉窦瘤(aneurysm of aortic sinus/aneurysm of Valsalva sinus)为主动脉窦因各种生理或病理原因形成窦壁明显扩张,局限性向外瘤样膨出。主动脉窦瘤破裂(rupture of aneurysm of aortic sinus）又称 Valsalva 窦瘤破裂，为主动脉窦瘤局限性膨出的窦壁逐渐扩大，破入相邻的心腔。发病率占先天性心脏病的 0.13%~3.56%，男女比例约 3:1。主动脉窦瘤以右冠窦最常见，发生率为 65%~85%，无冠窦发生率为 10%~30%，左冠窦发生率约为 5%。主动脉窦瘤的主要原因分为先天性和获得性因素两种：前者为发育过程中主肺动脉间隔与室间隔不完全融合，导致主动脉窦的中层与瓣环分离，缺乏肌肉与弹力纤维组织，形成结构上的薄弱点而易于扩张形成囊袋物，最后壁薄破裂，出现分流。先天性主动脉窦瘤常合并室间隔缺损，此外伴发的其他心脏畸形包括二叶主动脉瓣、房间隔缺损、主动脉缩窄、肺动脉狭窄、主动脉瓣下狭窄及动脉导管未闭等。获得性者可由梅毒、结核、感染性心内膜炎、动脉硬化、囊性中层坏死、血管炎（如大动脉炎或白塞病）及创伤（包括医源性损害）等原因破坏窦壁组织引起。其后果二者相似，由于以上各种原因导致囊内压力增大、囊壁变薄，主动脉窦瘤扩张，致使窦壁破裂，使主动脉窦内血流进入与破口相通的心腔或心包腔，即主动脉窦瘤破裂。该病好发于青壮年，先天性因素占大多数。

（一）适应证

临床或超声检查发现以下异常者，须重点明确或除外本病：

1. 主动脉窦瘤未破时，通常没有典型症状，破裂患者起病急骤，在剧烈劳动时突然感觉心前区或上腹部剧烈疼痛，胸闷和呼吸困难，病情类似心绞痛；体检时常可于胸骨左缘第 3~4 肋间扪及细震颤，并可闻及 4/6 级以上粗糙的连续性杂音，脉压增大，有水冲脉和毛细血管搏动征。

2. 多数窦瘤呈囊袋样或筒状向主动脉根外侧方向膨出，少数没有囊袋样瘤体，而是主动脉窦与邻近心腔直接相通。

3. CDFI 显示主动脉与心腔或心包间分流信号。

（二）超声心动图检查要点

1. 常用切面　胸骨旁左心室长轴切面、胸骨旁大血管短轴切面、心尖五腔心切面及剑突下大血管短轴切面等。

2. 检查内容

（1）瘤体受累的主动脉窦呈瘤样向外局限性膨出，突入其邻近的心腔或心包，瘤体根部位于主动脉瓣环之上，瘤体可呈手指状、囊袋状和乳头状。

（2）瘤壁：瘤壁多纤细、光滑，少数可增厚、钙化。

（3）破口：瘤体顶端可见 1 个或多个破口，血流经破口分流至邻近心腔或心包。

（4）分流：主动脉窦瘤破裂可有主动脉到心腔或心包分流；破入右心者，CDFI 和频谱多普勒可见连续性的双期高速左向右分流信号，多以舒张期为主，窦瘤破入左心室和室间隔者为舒张期分流。若破入心包，可致心脏压塞表现。

（5）伴发征象：①继发主动脉瓣脱垂并关闭不全；②伴有室间隔缺损时，心室水平存在左向右分流；③压迫症状，多数窦瘤突向右心室流出道，故右心室流出道狭窄、阻塞较多见；④心腔不同程度扩大。

3. 注意事项

（1）为了更好地分辨分流时相，临床工作中需要连接同步心电图。

（2）与冠状动脉瘘鉴别：冠状动脉异常扩张并形成瘘破入右心室，通常表现为迂曲管状结构，而主动脉窦瘤多呈囊袋状。

（3）与室间隔缺损合并主动脉瓣脱垂鉴别：主动脉瓣脱垂所造成的瘤样结构位于主动脉瓣环下方，与主动脉窦之间没有明确的关系，多普勒检查可分别显示室间隔缺损的收缩期分流和主动脉瓣关闭不全的舒张期反流，从而可以予以鉴别。

（4）窦瘤突向右心室流出道，故右心室流出道狭窄、阻塞较多见，需要与先天性右心室流出道梗阻相鉴别。

（5）室间隔缺损常常与主动脉窦瘤破裂共存。此种情况下，在收缩期显示高速血流，而在舒张期则为低速血流。需要鉴别的是,当室间隔缺损合并主动脉瓣关闭不全时,其舒张期血流类似于主动脉窦瘤破裂。鉴别要点为主动脉窦瘤破裂,频谱多普勒波形将从舒张中期开始,逐渐增加,直到舒张末期。而在主动脉瓣反流时,频谱多普勒波形一般从舒张期开始,以递减的方式下降。

(三) 经食管超声心动图

对于胸壁条件不好、经胸图像欠佳的患者,TEE 能不受声窗限制进行检查。由于食管与主动脉接近,超声可在食管中段主动脉瓣长轴和短轴切面清晰显示瘤体破口的大小和数目、破入心腔、分流束大小、分流流速和压差。该种方法的缺点是技术为侵入性,需要对可能不稳定的患者进行镇静并完成操作。

(四) 三维超声心动图

三维超声成像,尤其是实时三维超声心动图可对主动脉窦瘤体和破口形态进行三维重建,立体显示其与毗邻解剖结构的空间关系,容积血流显像可显示经过破口的血流束。

(五) 超声报告结论须涵盖的内容

1. 病因诊断 先天性心脏病。

2. 主动脉窦瘤破裂的部位及其破入的心腔。

3. 合并其他畸形 主动脉瓣脱垂并关闭不全、室间隔缺损或二叶主动脉瓣畸形等。

4. 其他继发改变 二尖瓣或主动脉瓣反流、心腔扩大、心腔梗阻、心包积液等。

5. 心脏功能。

第七节 心 脏 肿 瘤

心脏肿瘤(cardiac tumor)比较少见,即使是良性的,也会导致严重的并发症,如心腔内梗阻和致命性心律失常。超声心动图在疑似肿瘤的评估中起着核心作用,结合多模态影像技术,能准确识别心脏肿块,有助于确定可能的病因,以便制订进一步治疗策略、了解预后、提供最佳的医疗管理。

心脏肿瘤按起源可分为原发性与继发性肿瘤,按病理性质可分为良性与恶性肿瘤。原发性心脏肿瘤可能起源于心包、心内膜或心肌,高达90%为良性,发病率约为13.8/1 000 000,成人最常见的为黏液瘤、脂肪瘤,小儿最常见的为横纹肌瘤;原发性恶性肿瘤罕见,多为肉瘤。继发性心脏肿瘤相对多见,发生率是原发性心脏肿瘤的20~40倍,高达12%的肿瘤患者在尸检时转移到心脏或心包。恶性肿瘤通过4种途径到达心脏,包括血源性、淋巴性、血管内扩散或直接侵犯。常见心脏肿瘤分类见表6-6。

表6-6　心脏肿瘤

原发性					继发性
良性 （90%）	恶性（<10%）			中间型 （1%）	
	心脏肉瘤	心脏 淋巴瘤	间 皮瘤		
黏液瘤 脂肪瘤 乳头状弹力纤维瘤 横纹肌瘤 纤维瘤 心脏副神经节瘤 罕见良性肿瘤与类肿瘤	血管肉瘤 平滑肌肉瘤 横纹肌肉瘤 骨肉瘤 未分化肉瘤/ 未分化多形性肉瘤	原发心脏 伴发血液 系统		炎性肌纤维细胞瘤 生殖细胞肿瘤	黑色素瘤 乳腺癌 肺癌 食管癌 其他

一、经胸超声心动图

1. 检查切面　胸骨旁左心室长轴切面、大血管短轴切面、左心室短轴系列切面、右心室流出道长轴切面、心尖系列切面、剑突下及胸骨上窝切面等。除以上常规切面外,根据肿瘤部位的不同,常需要在多种非常规切面详细观察肿瘤情况。

2. 检查内容

（1）心脏整体形态,房室腔大小,各房室腔有无受压、变形。

（2）肿瘤部位、形态、大小、回声、活动度、心壁附着情况、与周围组织分界。

（3）心包活动度,心包积液情况。

（4）心脏收缩、舒张功能。

（5）与心脏相连的静脉及大动脉有无受压或被肿瘤侵犯,有无血流动力学改变。

（6）探查邻近组织器官是否受侵。

3. 常见心脏肿瘤超声表现

（1）黏液瘤:心脏最常见的良性肿瘤,90% 为孤立性,多位于左心房,85% 附着于紧邻卵圆孔的房间隔,瘤体为均匀中等稍强回声团块,呈息肉状或有蒂乳头状,瘤体形态随心动周期而变化,舒张期移向二尖瓣口,收缩期返回心房,可对瓣口产生血流动力学梗阻影响。手术切除预后良好。推荐至少随访 4 年,因为 10%~15% 的肿瘤复发,最常发生在原发肿瘤部位。

（2）脂肪瘤:是第二常见的原发性良性心脏肿瘤（8%~12%）,最常见于中老年人。超声表现为基底较宽、无蒂、不活动、边界清晰、无钙化迹象的均质肿块,心腔内为高回声,心包内为低回声。心脏造影表现为无明显增强。一般不需要手术切除。

（3）乳头状弹力纤维瘤:占所有原发性良性肿瘤的 11.5%,由胶原蛋白和弹性纤维组成,几乎都是孤立性,占所有瓣膜肿瘤的 75%。超声心动图多见于主动脉瓣和二尖瓣,其次是三尖瓣,表现为附着于瓣膜下游的小球棒状高回声肿块,独立于心脏活动,可伴有栓塞并发症。对于较大（>1cm）的左侧心腔肿瘤建议手术切除。

（4）横纹肌瘤:婴儿和儿童（尤其 1 岁以内）最常见的良性心脏肿瘤。90% 患者多发,通常累及心房和心室,在心脏的左右两侧均匀分布,已证实与结节性硬化症相关,可引起心律失常和心力衰竭。超声心动图表现为体积较小、边界清楚、多发的均质高回声肿块,偶可见包埋于心肌。婴儿和儿童横纹肌瘤通常会自发消退,连续超声心动图随访是关键。顽固性心律失常或心力衰竭患者才需要手术。

（5）肉瘤:占所有恶性原发性肿瘤的 2/3 以上,组织病理学亚型包括血管肉瘤、平滑肌肉瘤、横纹肌肉瘤、滑膜肉瘤等。其中血管肉瘤最为常见,是一种高度侵袭性肿瘤,多影响男性,40 岁左右达到发病高峰。约 75% 的病例起源于右心房,通常填满心房,然后浸润心包、三尖瓣、右心室和右冠状动脉,47%~89% 患者发生转移,最常见转移到肺,也会转移到骨、结肠和脑。患者通常表现为右心衰、心包积血引起的呼吸短促,以及继发于室上性心律失常的心悸。超声检查中,可见右心房的有回声结节或分叶状肿块,伴心包积液或心包腔扩张,也可延伸至上腔或下腔静脉、三尖瓣、右冠状动脉和右心室游离壁。肿块常较大,形态不规则,基底较宽,边界不清,内部回声不均匀,可见出血坏死的低回声区。超声造影呈快速高增强或坏死区域较大时仅见星点状低增强。心脏血管肉瘤预后特别差,未手术切除者平均生存期（3.8±2.5）个月,联合新辅助化疗、扩大手术切缘可能会带来一定的生存机会。

二、经食管超声心动图

通常用于胸壁透声条件欠佳,怀疑瓣膜肿块(尤其瓣膜上高活动性肿块),位置靠心脏后方的肿瘤如心房肿瘤及左心室肿瘤、经胸声窗之外的胸降主动脉附近肿瘤或延伸到上、下腔静脉及其入口的肿瘤。TEE 能更清晰显示肿瘤大小、形态、附着部位、延伸情况、有无瘤蒂和血流动力学影响。术中 TEE 可对手术效果进行实时评价,判断肿瘤切除是否完全、手术是否造成肿瘤周围组织损害等。

三、实时三维超声心动图

实时三维超声心动图（尤其与 TEE 结合使用时）可对肿瘤的立体结构、与周围组织的解剖位置关系、大小和形状等提供更准确的评估，为心脏肿瘤提供更丰富的诊断信息。术中经食管三维超声可对手术效果进行更全面和客观的实时评价。

四、超声造影

超声心动图可应用超声造影剂和极低机械指数成像模式改善心腔内结构识别、肿瘤血管显像及异常肿瘤的彩色多普勒血流显像，联合间歇性高机械指数闪烁可进行心脏肿瘤的灌注成像，了解肿瘤的血管化特征，区分富血供肿瘤与乏血供肿瘤及血管内血栓。如恶性肿瘤由于异常活跃的新生血管形成而表现出比邻近心肌更明显的增强，血管化程度越高，高强化越早。良性肿瘤（如黏液瘤）灌注通常低于周围心肌，造影呈部分增强，血栓和弹性纤维瘤则无增强。当然，一些高度血管化的良性肿瘤，如血管瘤，造影也可出现增强。

五、心脏肿瘤的诊断与鉴别诊断

心脏良性肿瘤与原发恶性肿瘤的超声特点参见表 6-7。

表 6-7　心脏良性与原发恶性肿瘤的鉴别

项目	心脏良性肿瘤	心脏原发恶性肿瘤
部位/数目	多为孤立性	可累及多个心腔
形态	形态较规则，边界清晰	形态不规则，边界欠清晰
活动度	活动度大，有变形运动	活动度小，多数较固定
蒂	多数有蒂	少数有蒂
心包	心包回声正常	可侵犯心包，常伴有心包积液

续表

项目	心脏良性肿瘤	心脏原发恶性肿瘤
浸润性	无	有
基底	窄	宽
长径/基底径之比	多 >2	多 <2
超声造影	多数等增强,肿瘤较大有液化坏死或钙化时,不均匀增强	不均匀高增强

六、超声报告结论须涵盖的内容

1. 心脏肿瘤(良性或恶性可能性大)。
2. 主要累及部位。
3. 是否造成血流梗阻及其程度。
4. 心脏功能。
5. 心包积液　少量、中量、大量,有无心脏压塞。
6. 有无肺循环高压及其程度　轻度、中度、重度。
7. 腔静脉或大动脉有无受累。

第八节　心 包 疾 病

心包疾病(pericardial diseases)主要包括心包炎(pericarditis)、心包积液(pericardial effusion,PE)、心脏压塞(cardiac tamponade)、缩窄性心包炎(constrictive pericarditis,CP)和心包肿物(pericardial mass)。常见病因包括感染性、自身免疫性、肿瘤性、医源性、创伤性和代谢性疾病等。超声心动图检查是诊断心包疾病的首选方法,可确定是否存在心包积液以及积液量、心包增厚、心包肿物、心包钙化,评价心脏压塞和缩窄性心包炎的血流动力学改变。

一、超声心动图检查要点

1. 常用切面　胸骨旁左心室长轴切面、心尖四腔心切面、胸骨旁左心室短轴系列切面、剑突下切面等。

2. 检查内容

（1）当发现心包积液时，首先是评估积液量、血流动力学改变（特别是存在心脏压塞时），判断是否存在心包增厚、粘连。少量心包积液（50~100ml）常见于左心室后壁和房室沟处，心包脏、壁层分离 <1cm；中量心包积液（100~500ml）心脏周围均可见液体积聚，并扩展到左心房后方，心包脏、壁层分离 1~2cm；大量心包积液（>500ml）心脏周围均可看见液体积聚，心包脏、壁层分离 >2cm，心脏在液体中前后或侧向摆动。

（2）超声心动图可识别压塞征象，观察心包积液量及分布、心脏摆动、右心舒张期塌陷、室间隔运动异常、心腔大小随呼吸变化（吸气时右心室增大，左心室减小）、二尖瓣 E 峰速度随呼吸变异性增大（>30%）、下腔静脉或肝静脉增宽等。

（3）考虑缩窄性心包炎时，描述心包及心脏形态改变情况，如心包增厚，回声增强；缩窄部位位于房室沟处，心尖四腔心切面显示双房增大，心脏呈"葫芦"形；描述房室大小的改变情况；有无室间隔舒张早期切迹，即室间隔异常抖动；下腔静脉和肝静脉增宽及吸气时塌陷消失或减低。

（4）发现心包肿瘤时，要描述其部位、数量、大小、肿瘤边界是否光整、肿瘤内部回声、心包肿瘤与相邻大血管的结构关系。CDFI 用于观察肿瘤内部及周边血流情况。根据血流频谱形态判断血流类型，测量血流速度。

3. 注意事项

（1）心脏后侧心包积液要与左侧胸水、心包肿瘤、心后肿物等鉴别；心脏前侧心包积液要与心包脂肪、新生儿胸腺及纵隔囊肿等鉴别。

（2）多切面仔细观察，避免漏诊包裹性心包积液。包裹性心包积液可见于心脏外科术后、结核性心包炎、心脏外伤和胸部放疗后，包裹性心包积液通常是局灶性的，并被增厚的心包包裹。

（3）缩窄性心包炎与限制型心肌病在鉴别上有一定难

度,前者表现为心包增厚,回声增强,心房扩大,心室变形,室间隔异常抖动,心包对房室沟的压迫限制,下腔静脉吸气塌陷率减小,组织多普勒显示侧壁二尖瓣环 e' 低于室间隔侧 e',呈瓣环逆转。应变成像有助于两种疾病鉴别。

（4）房室沟脂肪浸润,尤其是发生在三尖瓣周围时,常误诊为肿瘤或积液,应注意鉴别。

（5）如恶性肿瘤患者出现心包积液,应高度怀疑心包转移,应仔细观察心包腔内有无占位性病变。

（6）心包外肿物可侵犯或压迫心脏而形似心脏或心包肿瘤,如纵隔肿瘤、冠状动脉瘤及食管裂孔疝等,需注意鉴别诊断。

二、经食管超声心动图

TEE 在心包疾病检查中的作用有限。经胃水平短轴、长轴切面和食管中段四腔心切面均可清晰显示心包,对于经胸超声不易明确诊断的包裹性心包积液、缩窄性心包炎及心包肿瘤敏感性较高,其在心包剥脱术中可以协助定位病变心包的位置及范围。

三、超声报告结论须涵盖的内容

1. 房室腔大小。
2. 心包积液的性质、定位、定量。
3. 有无心脏压塞。
4. 有无缩窄性心包炎。
5. 若有心包肿瘤时,报告其位置、数量及相关心脏血流动力学异常。
6. 其他合并的心血管畸形。

第九节 川 崎 病

川崎病（Kawasaki disease,KD）又称皮肤黏膜淋巴结综合征,1967 年由日本医生川崎富作首次报道。此病是原因不明的急性自限性发热性疾病,目前普遍认为是由感染因素触发的急性全身免疫性血管炎,可并发冠状动脉病变(coronary artery lesion,CAL)。川崎病好发于 5 岁以下儿童,全年均可发病,男女发病比例为 1.7∶1,东亚地区显著高发,发病率呈不断增高趋势,是儿童获得性心脏病最常见的病因。

一、适应证

对出现以下临床症状并怀疑川崎病的患儿均应进行超声心动图检查,重点观察冠状动脉是否受累及程度。

1. 持续发热 5 天以上。

2. 双侧球结膜充血。

3. 口唇鲜红,皲裂和杨梅舌。

4. 手足硬肿,掌趾红斑,指趾脱皮。

5. 多形性红斑样皮疹。

6. 颈淋巴结非化脓性肿大。

二、超声心动图检查要点

1. 常用切面　胸骨旁左心室长轴切面、大血管短轴切面、四腔心切面(胸骨旁、心尖及剑突下)及低位四腔心切面(观察后降支),必要时采用右侧胸骨旁大血管短轴切面(观察右冠状动脉)等。

2. 检查内容

(1)心腔大小,室壁运动状况,房室瓣是否存在关闭不全或脱垂,左心室收缩功能是否减低。

(2)常规测量左冠状动脉主干、左前降支近段、左回旋支、右冠状动脉近段及中段的内径是否扩张,有无冠状动脉瘤形成。

除冠状动脉内径的绝对值外,经体表面积标准化的 Z 值被认为可更好地判断川崎病 CAL 严重程度。推荐判断冠状动脉瘤大小时,采用表 6-8 综合指标。

表6-8   川崎病冠状动脉瘤大小的分型及定义

分型	内径/mm	内径/邻近段 [a]	Z值
小型冠状动脉瘤或冠状动脉扩张	≤4	<1.5	2~<5
中型冠状动脉瘤	>4~<8	1.5~4.0	5~<10
巨大冠状动脉瘤	≥8	>4.0	≥10

注:a 为年纪≥5 岁

（3）如果冠状动脉瘤形成,注意观察动脉瘤的数量、位置以及瘤体内是否存在血栓形成和狭窄病变。

（4）CDFI 观察是否合并房室瓣反流及冠状动脉内血流状况,可有房室瓣反流,多为少量,以二尖瓣反流最为多见。可合并少量心包积液。

3. 注意事项

（1）川崎病重点观测指标包括:①冠状动脉受累状态,冠状动脉是否有扩张或动脉瘤形成;②左心室壁、室间隔运动情况及心功能状态。除常规观察并测量左右冠状动脉开口及主干外,还需观察测量左前降支近段、回旋支近段以及右冠状动脉中段内径;若出现冠状动脉扩张或冠状动脉瘤形成,需观察更远端冠状动脉,并注意是否有血栓形成。

（2）冠状动脉中、远段超声切面选择:①低位四腔心切面扫查扇面向下移动至心室腔消失观察后降支;②右侧胸骨旁大血管短轴切面观察右冠状动脉中段;③近似左心室长轴切面扫查扇面尽量向左肩倾斜至心室腔消失可显示前降支全程,观察前降支是否扩张或动脉瘤形成。

（3）追踪随访:川崎病患儿应根据 CAL 的临床风险分级进行超声心动图随访管理（表6-9）。

三、鉴别诊断

1. 冠状动脉瘘   是指冠状动脉与心脏或其他血管之间存在异常交通,血液从冠状动脉经瘘管分流到相关心腔和血管。其冠状动脉扩张但很少呈瘤样,结合彩色多普勒可检出

表 6-9 根据冠状动脉病变(CAL)风险分级的
川崎病患儿超声心动图随访建议

CAL 分级	分级标准	随访总时间及安排
I	任何时期冠状动脉均未受累(Z 值 <2)	临床随访 5 年;随访时间为病程 1 个月、2~3 个月、6 个月、1 年和 5 年(I 和 II 相同)
II	急性期冠状动脉有轻度扩张,在病程 30 天内恢复正常	
III	病程 30 天后仍有冠状动脉单个小至中型冠状动脉瘤	
IIIa	小型冠状动脉瘤(Z 值 2.5~<5)	长期随访;随访时间为病程 1 个月、2~3 个月、6 个月、1 年,然后每年 1 次;如果恢复至正常可每 2 年 1 次
IIIb	中型冠状动脉瘤(Z 值 5~<10,且内径绝对值 <8mm)	终身随访:随访时间为病程 1 个月、2~3 个月,6 个月、1 年,之后每年 1 次
IV	巨大冠状动脉瘤(Z 值≥10,或内径绝对值≥8mm),或 1 支冠状动脉内有多个动脉瘤,未达到V级	终身随访:随访时间为病程 1 个月、2~3 个月、6 个月、9 个月、1 年,之后每 3~6 个月随访 1 次
V	冠状动脉瘤伴冠状动脉狭窄	
Va	不伴心肌缺血	同IV级
Vb	伴心肌缺血	同IV级,但随访计划因人而定

冠状动脉瘘部位、走行,其管腔内可见五彩镶嵌的血流,瘘入的心腔或血管扩大,瘘口处可见五彩血流。

2. 冠状动脉起源异常 冠状动脉起源于肺动脉或其他分支动脉。除左心扩大等非特异性表现外,超声检查在正常部位不能显示冠状动脉的开口,但可显示冠状动脉异常增粗或代偿性扩张,但不会形成冠状动脉瘤样扩张。彩色多普勒亦显示心室壁或室间隔内出现连续五彩镶嵌的异常血流。

四、超声报告结论须涵盖的内容

1. 心腔内径是否增大、室壁(包括室间隔)运动是否正常,有无室壁瘤形成。

2. 心脏功能状态、各房室瓣是否合并反流及其程度。

3. 冠状动脉内径是否扩张及动脉瘤是否形成。

4. 如果冠状动脉瘤形成,应说明是否有血栓形成、有无狭窄等。

5. 是否合并心包积液。

附:不同 Z 值计算系统

标准	数据库地址
日本 Kobayashi 标准	http://raise.umin.jp/zsp/calculator/
加拿大 Dallaire 标准	https://www.pedz.de/en/heart.html
波士顿儿童医院系统	https://zscore.chboston.org/

第七章 床旁超声心动图

经胸超声心动图已经成为心血管疾病急诊诊断、处理的基础检查。急诊床旁超声心动图（emergency bedside echocardiography，EBE）发展迅速，获得的诊断信息使得急诊、重症医学及其他相关临床科室的医师能够及时地将其整合到医疗实践中，用以临床诊断与鉴别诊断、危险评估、临床分流、治疗决策，现在已经成为心血管危急重症评估不可或缺的基本工具。但床旁超声心动图并不能完全替代全面的超声心动图检查。床旁超声心动图特点：迅速地获得危急重症患者的诊断信息，侧重于定性而非精确的定量诊断，使用便携式超声诊断仪。

第一节 适 应 证

床旁超声心动图检查适用于有严重临床症状的心血管疾病患者尤其是病因或诊断不明，但无法搬动者。最常用于急诊科胸痛患者、心内科冠心病监护病房（CCU）及心导管室、重症医学科血流动力学不稳定患者。

1. 原因不明的血流动力学障碍　床旁超声心动图检查的首要目的在于甄别其是否为心源性或非心源性因素所致，通过评估患者是否存在心脏结构与功能的异常来判断血流动力学障碍的可能原因，以指导临床医生采用合理的治疗措施、优化诊治流程、提高诊治效率、评估治疗反应。

2. 原因不明的呼吸困难　床旁超声心动图检查目的在

于排除大量心包积液（心脏压塞）、急性肺栓塞、心力衰竭等心源性呼吸困难可能。

3. 原因不明的危急胸痛 危急胸痛是指危及生命的急性胸痛或类似症状，急性冠脉综合征为病因之首，其他还有急性主动脉夹层和急性肺动脉栓塞。多数急性冠脉综合征患者发病过程及临床表现较典型，心电图动态观察多可发现相应的心肌缺血改变，但亦存在不典型病例。因危急胸痛病因复杂多样、病情凶险危急、治疗时间窗窄、治疗方法迥异甚至相佐。床旁超声心动图有助于迅速明确危急胸痛的可能原因，对临床决策起着决定性影响。

4. 其他临床急症 床旁超声心动图亦有助于排除心源性因素所致的其他临床心血管急症，例如：手术后低心排血量综合征、不明原因晕厥等。

第二节 在心血管急症中的应用

一、心脏压塞

心脏压塞是指心包腔内液体增长的速度过快或积液量过大时，压迫心脏而限制心室舒张及血液充盈的现象。急性心脏压塞表现为急性循环衰竭、休克等。作为血流动力学不稳定的常见原因之一，心包积液对患者血流动力学的影响取决于积液量、积液积聚速度及心包内压上升速度，尤其是右心压力的上升。

（一）适应证

心脏压塞是临床诊断，床旁超声心动图通过判断心包积液量及进展速度，以及患者是否有血流动力学不稳定，以预测和辅助诊断心脏压塞。

1. 血压下降，明确或除外有无心脏压塞。

2. 心脏外伤，检测心包腔有无积液以及积液量，判断是否存在活动性出血，为紧急心外科干预提供依据。

(二) 超声心动图检查要点

1. 常用切面　胸骨旁左心室长轴切面、胸骨旁左心室短轴切面、心尖四腔心切面、剑突下四腔心切面、剑突下下腔静脉长轴切面；从剑突下、肋弓下或心脏裸区等经胸透声窗探查最浅积液可帮助确定最佳的心包穿刺进针路线和深度。

2. 检查内容

（1）观察积液的分布（弥漫/局限），并观察积液是否随体位改变。

（2）估计积液量，并动态观察进展速度。

（3）观察右心室游离壁舒张期是否出现塌陷，右心房游离壁舒张晚期-收缩早期是否内陷，若有则提示心脏压塞。

（4）观察吸气相二尖瓣口血流速度是否下降超过 30%，呼气相三尖瓣口血流速度是否增加超过 60%，以帮助判断心脏压塞。

（5）测量下腔静脉宽度和塌陷率，下腔静脉增宽 >21mm 或者肝静脉增宽伴吸气塌陷率 <50%，提示心脏压塞。

（6）尽可能寻找心包积液的原因，如：心肌梗死所致心脏游离壁破裂、心脏创伤撕裂、外科术后或主动脉夹层心包内出血、介入相关的心脏或冠脉穿孔等。

（7）超声动态观察并结合临床进行综合判断是预测和确定心脏压塞的前提。此外，床旁超声心动图还可用于指导心包穿刺（尤其在少量心包积液时），提高穿刺成功率，减少并发症。在心包穿刺前，应选择心脏裸区穿刺，超声引导确定穿刺部位、进针方向与深度（表 7-1）。

表 7-1　心脏压塞超声心动图评价

	诊断要点
二维超声	✓ 心包积液量及分布 ✓ 心腔大小变化（吸气时右心室增大，舒张期右心室游离壁塌陷，收缩期右心房游离壁塌陷） ✓ 下腔静脉内径 >21mm 或者肝静脉增宽伴吸气塌陷率 <50%

续表

诊断要点
多普勒超声　✓ 吸气时二尖瓣 E 峰随吸变化率通常超过 30% ✓ 呼气时三尖瓣 E 峰随呼吸变化率通常超过 60%

3. 注意事项

（1）心包积液需要在舒张末期测量。

（2）少量心包积液分布于前心包腔时应注意与心包脂肪垫相鉴别。

（3）心包积液量与心脏压塞不一定呈正相关,而与心包积液出现的速度有关。

（4）局限性心包积液所致的心脏压塞缺乏典型的临床表现,需要观察其是否引起心脏局部的血流动力学异常。

（5）若心脏压塞是由于心脏外伤、主动脉夹层心包内出血、手术相关性心脏或冠脉穿孔所致,即使出血量小,心包内压也可能迅速上升,致心脏压塞及急性血流动力学障碍,此时超声动态监测出血量的变化是诊断或预测心脏压塞的唯一有效途径。

（三）超声报告结论须涵盖的内容

1. 心包积液量(液性暗区的厚度),分布特征(弥漫/局限)。

2. 心包积液是否具有血流动力学意义,如:是否有造成心脏压塞及静脉回流障碍等超声表现。

3. 其他合并的异常心血管改变。

二、急性主动脉夹层

急性主动脉夹层是指主动脉管腔内的血液,从主动脉内膜的撕裂处进入主动脉中膜之中,迫使主动脉中膜出现了分离的情况,并沿着主动脉的长轴方向扩展形成了主动脉壁的真、假两腔分离的状况。主动脉夹层是危急胸痛的主要病因之一,临床易与急性冠脉综合征相混淆。典型主动脉夹层的胸痛特征呈扩展性,但许多患者对疼痛性质描述不清;部分患者可能因合并冠状动脉粥样硬化性心脏病,亦可见异常心电图改变,且当主动脉夹层累及冠脉开口时可造成受累冠脉次全或完全闭塞而发生缺血性 ST-T 改变,此时更难与急性冠脉综合征鉴别。

（一）适应证

超声心动图是诊断急性主动脉夹层便携、快速和常用的影像方法之一,经胸超声检出 A 型主动脉夹层的敏感性近85%。此外,可以评估左心室收缩功能、心包积液、主动脉瓣反流、肺动脉压,有助于胸痛的鉴别诊断。对于临床不明原因的危急胸痛,合并四肢脉搏强度不对称,双上肢血压显著差异,沿动脉走行区胸部、颈部及腹部闻及收缩期杂音以及主动脉瓣第二听诊区舒张期杂音,需行床旁超声心动图明确或除外本病。

（二）超声心动图检查要点

1. 常用切面　除常规心脏扫查切面外,应重点扫查主动脉全程包括主动脉窦部、升主动脉、主动脉弓及其头臂血管分支、胸主动脉及腹主动脉。

2. 检查内容

（1）观察主动脉全程的任一节段是否存在血管腔分离成真腔和假腔以及漂动的内膜片。彩色多普勒有助于鉴别真腔和假腔,假腔通常更大,其内血流信号暗淡。

（2）假腔内是否可见血栓形成。

（3）主动脉窦部、升主动脉内径。

（4）是否合并主动脉瓣关闭不全。

（5）是否有心包积液或胸腔积液（常提示夹层濒临向外破裂）（表7-2）。

表 7-2　主动脉夹层超声诊断要点

诊断要点	超声心动图表现
识别撕裂内膜	✓ 漂浮的内膜片将管腔分成真、假两腔 ✓ 真腔收缩期扩张,血流方向远离 ✓ 假腔舒张期增大,其内常可见血栓形成,低速逆向血流

续表

诊断要点	超声心动图表现
定位破口	✓ 内膜片连续性中断,彩色多普勒可显示破口血流
评价主动脉瓣反流程度及机制	✓ 有无瓣膜解剖学改变 ✓ 主动脉扩张情况 ✓ 撕裂内膜是否累及瓣膜
评估冠状动脉是否受累	✓ 撕裂内膜累及冠状动脉开口 ✓ 新出现的节段性室壁运动异常
检测心包积液和/或胸腔积液	✓ 有无心包积液或胸腔积液 ✓ 有无心脏压塞征象

3. 注意事项

（1）大多数升主动脉夹层,撕脱内膜片呈飘带状。升主动脉扩张时,超声切面的条形混响伪像较为多见,这些伪像常常会与撕脱内膜片相混淆,应注意鉴别。

（2）因超声透声窗、探查盲区及分辨率有限,阴性结果并不能排除主动脉夹层,需结合其他影像学检查进一步明确诊断和分型。

（三）超声报告结论须涵盖的内容

1. 夹层撕裂的范围、程度及初步分型。

2. 夹层撕裂处真、假腔情况,以及真假腔间是否有血流相通。

3. 夹层的相关并发症,如主动脉瓣反流程度、心包积液、假腔内血栓等。

4. 合并的其他心脏异常改变。

三、急性肺栓塞

急性肺栓塞是由于内源性或外源性栓子堵塞肺动脉主干或分支引起肺循环障碍的临床和病理生理综合征,其发病率仅次于冠心病及高血压,死亡率居第3位,仅次于肿瘤及心肌梗死。肺血栓栓塞症（pulmonary thromboembolism,PTE）是最常见的急性肺栓塞类型,由来自静脉系统或右心的血栓阻塞肺动脉或其分支所致,占急性肺栓塞的绝大多数,通常所称的急性肺栓塞即 PTE。急性肺栓塞发病时间较短,一般在 14 天以内。

(一) 适应证

超声心动图作为筛选性的诊断手段,是急性肺栓塞影像学诊断的重要部分,是急诊情况下最实用、最及时的诊断工具。经胸超声心动图与外周血管超声联合应用,在肺栓塞危险度分层、疗效评估、判断预后中均可发挥重要作用。对于呼吸功能障碍、危急胸痛以及血流动力学不稳定患者,临床或超声检查须重点明确或除外本病。

(二) 超声心动图检查要点

1. 常用切面　除常规心脏检查切面外,需重点扫查胸骨旁肺动脉长轴、胸骨上窝主动脉弓短轴,尽量清楚显示肺动脉主干及其左右分支。

2. 检查内容

(1) 急性肺栓塞可出现右心室容量及压力负荷的急剧升高,导致右心衰竭。超声检查时应注意右心室大小、容量及右心收缩功能的评估。右心室/左心室前后径比值 >0.5;右心室/左心室横径比值 >1.1。三尖瓣环收缩期位移(TAPSE)减低 <17mm。

(2) 有无 McConnell 征(右心室功能不全的局部表现,即右心室游离壁运动减弱,但心尖收缩正常或增强)并结合右心室负荷状况进行评估。

(3) 室间隔是否扁平、与左心室后壁呈同向运动,左心室是否呈 "D 型"。

(4) 是否存在三尖瓣反流,根据三尖瓣反流最大压差估测肺动脉收缩压。

(5) 下腔静脉(IVC)增宽伴随吸气塌陷率减小。

(6) 描述肺动脉主干及其左、右分支近端有无栓塞。

(7) 急性肺栓塞患者右心血栓的检出率为 7%~18%,可出现在右心房、右心室、未闭卵圆孔等部位。

3. 注意事项

（1）右心室扩张、D 型左心室,对于急慢性肺动脉高压或右心容量负荷过度者均可能有此改变。但急性肺动脉栓塞导致肺动脉及右心系统压力急剧升高,右心室常表现为心腔扩张而非室壁增厚,可资鉴别。

（2）超声心动图可提供急性肺栓塞的直接征象和间接征象。直接征象是看到肺动脉近段或右心血栓,但阳性率低。间接征象为右心室负荷过重和功能障碍。需要强调的是,即便超声检查未发现急性肺栓塞的直接征象以及间接征象亦不能排除 PTE,需结合患者的临床表现。

（3）必要时可行下肢深静脉超声检查。

（4）急性肺栓塞临床表现复杂多样,极易与急性冠脉综合征、急性主动脉夹层混淆。应描述与相关疾病鉴别的重要线索。

（三）右心声学造影

右心声学造影对明确肺动脉分支栓塞没有作用,但可以通过右心声学造影明确或除外有无卵圆孔未闭,以寻找引起矛盾栓塞的原因。

（四）超声报告结论须涵盖的内容

1. 肺动脉主干及其左、右分支有无栓塞,以及是否造成血流动力学改变。

2. 肺动脉栓塞的间接征象,如右心大小,肺动脉收缩压等。

3. 与其他危急胸痛及呼吸困难相鉴别的阴性表现。

4. 合并的其他心脏异常改变。

四、急性心肌梗死及其机械并发症

（一）适应证

急性心肌梗死是冠状动脉急性、持续性缺血缺氧所引起的心肌坏死。多数患者发病过程及临床表现较典型,心电图动态变化、血清生物标志物升高多可发现相应的心肌缺血改变。但大面积心肌梗死或未及时进行血运重建的患者存在发生急性心肌梗死机械并发症的风险,发生机械并发症后死亡率很高,早期识别尤为重要。

（二）超声心动图检查要点

1. 常用切面　胸骨旁左心室长轴、胸骨旁左心室短轴、心尖四腔心、心尖两腔心、心尖三腔心切面,全面扫查心脏、心包及大血管。

2. 检查内容

（1）左心室整体收缩功能。

（2）左心室壁有无节段性运动异常。

（3）有无急性心肌梗死后机械并发症。最常见的机械并发症是继发于乳头肌断裂的急性二尖瓣反流、室间隔穿孔、假性动脉瘤和游离壁破裂。

（4）有无心包积液。

3. 注意事项

（1）有部分患者尽管冠脉造影结果显示冠脉阻塞 >70%,但常规二维超声仍可能未见明显节段性室壁运动异常。必要时可选用二维应变分析左心室整体应变以及节段应变。

（2）乳头肌断裂通常在急性心梗后几天内发生;室间隔穿孔通常发生在心梗后 3~5 天;任何急性心梗后血流动力学不稳定的患者都应怀疑游离壁破裂;假性动脉瘤表现为心肌破裂,被心包粘连所包含,最常见的发生部位是在心脏后壁或外侧壁。

（三）超声报告结论须涵盖的内容

1. 心脏的形态大小。

2. 左心室整体功能及左心室壁有无节段性运动异常。

3. 局部心肌有无变薄、室壁瘤形成及破裂等情况。

4. 二尖瓣反流量以及反流束是否呈偏心性分布。

5. 是否存在心包积液及其积液量。

总之,床旁超声心动图在心血管危急重症诊断、除外心源性病因等方面有重要的临床应用价值,对指导临床决策有着无法替代的作用。

不足之处:对于很多心血管急症,由于时间有限,EBE 仅进行重点检查,加之图像受患者体位、声窗影响,结果的解读有时只能根据有限的信息。

参考文献

[1] Adler Y, Charron P, Imazio M, et al. 2015 ESC Guidelines for the diagnosis and management of pericardial diseases: The Task Force for the Diagnosis and Management of Pericardial Diseases of the European Society of Cardiology (ESC) Endorsed by: The European Association for Cardio-Thoracic Surgery (EACTS). Eur Heart J, 2015, 36 (42): 2921-2964.

[2] American Society of Anesthesiologists and Society of Cardiovascular Anesthesiologists Task Force on Transesophageal Echocardiography. Practice guidelines for perioperative transesophageal echocardiography. An updated report by the American Society of Anesthesiologists and the Society of Cardiovascular Anesthesiologists Task Force on Transesophageal Echocardiography. Anesthesiology, 2010, 112 (5): 1084-1096.

[3] Arcario MJ, Lou S, Taylor P, et al. Sinus of Valsalva Aneurysms: A Review with Perioperative Considerations. J Cardiothorac Vasc Anesth, 2021, 35 (11): 3340-3349.

[4] Asada D, Okumura K, Ikeda K, et al. Tissue Motion Annular Displacement of the Mitral Valve Can Be a Useful Index for the Evaluation of Left Ventricular Systolic Function by Echocardiography in Normal Children. Pediatr Cardiol, 2018, 39 (5): 976-982.

[5] Badano LP, Kolias TJ, Muraru D, et al. Standardization of left atrial, right ventricular, and right atrial deformation imaging using two-dimensional speckle tracking echocardiography: a consensus document of the EACVI/ASE/Industry task force to standardize deformation imaging. Eur Heart J Cardiovasc Imaging, 2018, 19 (6): 591-600.

[6] Baumgartner H, De Backer J, Babu-Narayan SV, et al. 2020 ESC guidelines for the management of adult congenital heart disease. Eur

Heart J, 2021, 42 (6): 563-645.

[7] Baumgartner H, Hung J, Bermejo J, et al. American Society of Echo-cardiography; European Association of Echocardiography. Echocardi-ographic assessment of valve stenosis: EAE/ASE recommendations for clinical practice. J Am Soc Echocardiogr, 2009, 22 (1): 1-23.

[8] Booker OJ, Nanda NC. Echocardiographic assessment of Ebstein's anomaly. Echocardiography, 2015, 32 Suppl 2: S177- S188.

[9] Craig B. Atrioventricular septal defect: from fetus to adult. Heart (British Cardiac Society), 2006, 92 (12): 1879-1885.

[10] Cuypers JA, Witsenburg M, van der Linde D, et al. Pulmonary stenosis: update on diagnosis and therapeutic options. Heart (British Cardiac Society), 2013, 99 (5): 339-347.

[11] Damluji AA, van Diepen S, Katz JN, et al. Mechanical Complications of Acute Myocardial Infarction: A Scientific Statement From the American Heart Association. Circulation, 2021, 144 (2): e16-e35.

[12] Ebadi A, Spicer DE, Backer CL, et al. Double-outlet right ventricle revisited. J Thorac Cardiovasc Surg, 2017, 154 (2): 598-604.

[13] Edvardsen T, Asch FM, Davidson B, et al. Non-Invasive Imaging in Coronary Syndromes: Recommendations of The European Association of Cardiovascular Imaging and the American Society of Echocardiography, in Collaboration with The American Society of Nuclear Cardiology, Society of Cardiovascular Computed Tomography, and Society for Cardiovascular Magnetic Resonance. J Am Soc Echocardiogr, 2022, 35 (4): 329-354.

[14] Humbert M, Kovacs G, Hoeper MM, et al. 2022 ESC/ERS Guidelines for the diagnosis and treatment of pulmonary hypertension. Eur Heart J, 2022, 43 (38): 3618-3731.

[15] Jain A, Shah PS. Diagnosis, Evaluation, and Management of Patent Ductus Arteriosus in Preterm Neonates. JAMA Pediatr, 2015, 169 (9): 863-872.

[16] Ke J, Yang J, Liu C, et al. A novel echocardiographic parameter to

identify individuals susceptible to acute mountain sickness. Travel Med Infect Dis,2021,44:102166.

[17] Klein AL,Abbara S,Agler DA,et al. American Society of Echocardiography clinical recommendations for multimodality cardiovascular imaging of patients with pericardial disease:endorsed by the Society for Cardiovascular Magnetic Resonance and Society of Cardiovascular Computed Tomography. J Am Soc Echocardiogr,2013,26(9):965-1012.

[18] Krahn AD,Wilde AAM,Calkins H,et al. Arrhythmogenic Right Ventricular Cardiomyopathy. JACC Clin Electrophysiol,2022,8(4):533-553.

[19] Lancellotti P,Pellikka PA,Budts W,et al. The Clinical Use of Stress Echocardiography in Non-Ischaemic Heart Disease:Recommendations from the European Association of Cardiovascular Imaging and the American Society of Echocardiography. J Am Soc Echocardiogr,2017,30(2):101-138.

[20] Lang RM,Badano LP,Mor-Avi V,et al. Recommendations for cardiac chamber quantification by echocardiography in adults:an update from the American Society of Echocardiography and the European Association of Cardiovascular Imaging. J Am Soc Echocardiogr,2015,28(1):1-39.

[21] Lang RM,Badano LP,Mor-Avi V,et al. Recommendations for cardiac chamber quantification by echocardiography in adults:an update from the American Society of Echocardiography and the European Association of Cardiovascular Imaging. Eur Heart J Cardiovasc Imaging,2015,16(3):233-270.

[22] McCrindle BW,Rowley AH,Newburger JW,et al. Diagnosis,Treatment,and Long-Term Management of Kawasaki Disease:A Scientific Statement for Health Professionals From the American Heart Association. Circulation,2017,135(17):e927-e999.

[23] Mitchell C,Rahko PS,Blauwet LA,et al. Guidelines for Performing

a Comprehensive Transthoracic Echocardiographic Examination in Adults:Recommendations from the American Society of Echocardiography. J Am Soc Echocardiogr,2019,32(1):1-64.

[24] Nagueh SF,Smiseth OA,Appleton CP,et al. Recommendations for the Evaluation of Left Ventricular Diastolic Function by Echocardiography: An Update from the American Society of Echocardiography and the European Association of Cardiovascular Imaging. J Am Soc Echocardiogr,2016,29(4):277-314.

[25] Nakata T,Hattori A,Shimamoto K. Double chambered right ventricle. Lancet,2004,363(9415):1137.

[26] Nayak S,Patel A,Haddad L,et al. Echocardiographic evaluation of ventricular eptal defects.Echocardiography,2020,37(12):2185-2193.

[27] Ommen SR,Mital S,Burke MA,et al. 2020 AHA/ACC Guideline for the Diagnosis and Treatment of Patients With Hypertrophic Cardiomyopathy:Executive Summary:A Report of the American College of Cardiology/American Heart Association Joint Committee on Clinical Practice Guidelines. Circulation,2020,142(25):e533-e557.

[28] Otto CM,Nishimura RA,Bonow RO,et al. 2020 ACC/AHA guideline for the management of patients with valvular heart disease. A report of the American College of Cardiology/American Heart Association joint committee on clinical practice guidelines. J Am Coll Cardiol,2021,77(4):e25-e197.

[29] Otto CM,Nishimura RA,Bonow RO,et al. 2020 ACC/AHA guideline for the management of patients with valvular heart disease. Journal of Thoracic and Cardiovascular Surgery,2021,162(2):e183-e353.

[30] Pandian NG,Kim JK,Arias-Godinez JA,et al. Recommendations for the Use of Echocardiography in the Evaluation of Rheumatic Heart Disease:A Report from the American Society of Echocardiography. J Am Soc Echocardiogr,2023,36(1):3-28.

[31] Pathan F,D'Elia N,Nolan MT,et al. Normal Ranges of Left Atrial Strain by Speckle-Tracking Echocardiography:A Systematic Review

and Meta-Analysis. J Am Soc Echocardiogr, 2017, 30 (1):59-70.

[32] Paudel G, Joshi V. Echocardiography of the patent ductus arteriosus in premature infant. Congenit Heart Dis, 2019, 14 (1):42-45.

[33] Pellikka PA, Arruda-Olson A, Chaudhry FA, et al. Guidelines for Performance, Interpretation, and Application of Stress Echocardiography in Ischemic Heart Disease:From the American Society of Echocardiography. J Am Soc Echocardiogr, 2020, 33 (1):1-41.

[34] Pino PG, Moreo A, Lestuzzi C. Differential diagnosis of cardiac tumors:General consideration and echocardiographic approach. J Clin Ultrasound., 2022, 50:1177-1193.

[35] Porter TR, Mulvagh SL, Abdelmoneim SS, et al. Clinical Applications of Ultrasonic Enhancing Agents in Echocardiography:2018 American Society of Echocardiography Guidelines Update. J Am Soc Echocardiogr, 2018, 31 (3):241-274.

[36] Puchalski MD, Lui GK, Miller-Hance WC, et al. Guidelines for Performing a Comprehensive Transesophageal Echocardiographic Examination in Children and All Patients with Congenital Heart Disease: Recommendations from the American Society of Echocardiography.J Am Soc Echocardiogr, 2019, 32 (2):173-215.

[37] Qureshi MY, O'Leary PW, Connolly HM. Cardiac imaging in Ebstein anomaly. Trends Cardiovasc Med, 2018, 28 (6):403-409.

[38] Reeves ST, Finley AC, Skubas NJ, et al. Basic perioperative transesophageal echocardiography examination:a consensus statement of the American Society of Echocardiography and the Society of Cardiovascular Anesthesiologists. J Am Soc Echocardiogr, 2013, 26 (5):443-456.

[39] Roldan P, Ravi S, Hodovan J, et al. Myocardial contrast echocardiography assessment of perfusion abnormalities in hypertrophic cardiomyopathy. Cardiovasc Ultrasound, 2022, 20 (1):23.

[40] Ruckdeschel E, Kim YY. Pulmonary valve stenosis in the adult patient: pathophysiology, diagnosis and management. Heart (British Cardiac Society), 2019, 105 (5):414-422.

[41] Sayed A, Munir M, Bahbah EI. Aortic Dissection: A Review of the Pathophysiology, Management and Prospective Advances. Curr Cardiol Rev, 2021, 17(4): e230421186875.

[42] Sievers HH, Rylski B, Czerny M, et al. Aortic dissection reconsidered: type, entry site, malperfusion classification adding clarity and enabling outcome prediction. Interact Cardiovasc Thorac Surg, 2020, 30(3): 451-457.

[43] Singh M, Sporn ZA, Schaff HV, et al. ACC/AHA Versus ESC Guidelines on Prosthetic Heart Valve Management: JACC Guideline Comparison. Journal of the American College of Cardiology, 2019, 73(13): 1707-1718.

[44] Song J, Yao Y, Lin S, et al. Feasibility and discriminatory value of tissue motion annular displacement in sepsis-induced cardiomyopathy: a single-center retrospective observational study. Crit Care, 2022, 26(1): 220.

[45] Spicer DE, Hsu HH, Co-Vu J, et al. Ventricular septal defect. Orphanet J Rare Dis, 2014, 19(9): 144.

[46] Sugimoto T, Robinet S, Dulgheru R, et al. NORRE Study. Echocardiographic reference ranges for normal left atrial function parameters: results from the EACVI NORRE study. Eur Heart J Cardiovasc Imaging, 2018, 9(6): 630-638.

[47] Surkova E, Cosyns B, Gerber B, et al. The dysfunctional right ventricle: the importance of multi-modality imaging. Eur Heart J Cardiovasc Imaging, 2022, 23(7): 885-897.

[48] Tyebally S, Chen D, Bhattacharyya S, et al. Cardiac Tumors. JACC CardioOncology State-of-the-Art Review. JACC CardioOncol, 2020, 2(2): 293-311.

[49] Xie F, Slikkerverr J, Gao S, et al. Coronary and microvascular thrombolysis with guided diagnostic ultrasound and microbubbles in acute ST segment elevation myocardial infarction. J Am Soc Echocardiogr, 2011, 24(12): 1400-1408.

［50］Yao GH，Yin LX，Zhang Y，et al. Echocardiographic measurements in normal chinese adults focusing on cardiac chambers and great arteries：a prospective，nationwide，and multicenter study. J Am Soc Echocardiography，2015，28（5）：570-579.

［51］Yao GH，Zhang M，Lin YX，et al. Doppler Echocardiographic Measurements in Normal Chinese Adults（EMINCA）：a prospective，nationwide，and multicentre study. Eur Heart J Cardiovasc Imaging，2016，17（5）：512-522.

［52］Zoghbi WA，Adams D，Bonow RO，et al. Recommendations for Noninvasive Evaluation of Native Valvular Regurgitation：A Report from the American Society of Echocardiography Developed in Collaboration with the Society for Cardiovascular Magnetic Resonance. J Am Soc Echocardiogr，2017，30（4）：303-371.

［53］国家心血管病中心心肌病专科联盟，中国医疗保健国际交流促进会心血管病精准医学分会"中国成人肥厚型心肌病诊断与治疗指南2023"专家组. 中国成人肥厚型心肌病诊断与治疗指南2023. 中国循环杂志，2023，38（1）：1-33.

［54］姜玉新，李建初，王红燕. 超声医学质量控制管理规范. 北京：人民卫生出版社，2022.

［55］经食道超声心动图临床应用的中国专家共识专家组. 卵圆孔未闭右心声学造影中国专家共识. 中国循环杂志，2022，37（5）：449-458.

［56］经食管超声心动图临床应用中国专家共识专家组，经食管超声心动图临床应用中国专家共识. 中国循环杂志，2018，33（1）：11-23.

［57］李冬蓓，田家玮，黄云洲. 先天性心脏病心内膜垫缺损的超声心动图分型诊断. 医学综述，2009，15（4）：597-600.

［58］欧洲心血管影像学会，姚桂华，刘艳，等. 人工心脏瓣膜的影像学评价指南. 中华超声影像学杂志，2017，26（3）：185-227.

［59］逄坤静. 临床超声心动图手册. 北京：科学出版社，2020.

［60］王辉山，李守军. 先天性心脏病外科治疗中国专家共识（十）：法洛四联症. 中国胸心血管外科临床杂志，2020，27（11）：1247-1254.

［61］王维，段亚兵，董硕，等. 右心室双腔心6年手术结果. 中国循环杂

志,2018,33(S1):61-62.

[62] 王新房,谢明星.超声心动图学.5版.北京:人民卫生出版社,2016.

[63] 吴丹,任卫东,肖杨杰,等.超声心动图在心内膜垫缺损分型中的诊断价值及应用.中国临床医学影像杂志,2015,26(6):395-399.

[64] 张海波,李守军,代表国家心血管病专家委员会先天性心脏病专业委员会.先天性心脏病外科治疗中国专家共识(十一):主动脉缩窄与主动脉弓中断.中国胸心血管外科临床杂志,2020,27(11):1-7.

[65] 张运,尹立雪,邓又斌,等.负荷超声心动图规范化操作指南.中国医学影像技术,2017,33(4):632-638.

[66] 中国医师协会超声医师分会.超声心动图检查指南.北京:人民军医出版社,2016.

[67] 中国医师协会超声医师分会心脏超声专业委员会,中国医师协会心血管病分会结构性心脏病专业委员会.三尖瓣反流介入治疗的超声心动图评价中国专家共识(2021版).中华超声影像学杂志,2021,30(6):461-471.

[68] 中华医学会超声医学分会超声心动图学组.中国成年人超声心动图检查测量指南.中华超声影像学杂志,2016,25(8):645-666.

[69] 中华医学会超声医学分会妇产超声学组.胎儿主动脉缩窄超声检查中国专家共识(2022版).中华超声影像学杂志,2022,31(3):203-207.

[70] 中华医学会儿科学分会心血管学组,中华儿科杂志编辑委员会.川崎病冠状动脉病变的临床处理建议(2020年修订版).中华儿科杂志,2020,58(9):718-724.

[71] 中华医学会儿科学分会心血管学组,中华医学会儿科学分会风湿学组,中华医学会儿科学分会免疫学组,等.川崎病诊断和急性期治疗专家共识.中华儿科杂志,2022,60(1):6-13.

[72] 中华医学会呼吸病学分会肺栓塞与肺血管病学组,中国医师协会呼吸医师分会肺栓塞与肺血管病工作委员会,全国肺栓塞与肺血管病防治协作组.肺血栓栓塞症诊治与预防指南.中华医学杂志,2018,98(14):1060-1087.

[73] 中华医学会呼吸病学分会肺栓塞与肺血管病学组,中国医师协会

呼吸医师分会肺栓塞与肺血管病工作委员会,全国肺栓塞与肺血管病防治协作组.中国肺动脉高压诊断与治疗指南(2021版).中华医学杂志,2021,101(1):11-51.

[74] 中华医学会外科学会血管外科学组.Stanford B 型主动脉夹层诊断和治疗中国专家共识(2022版).中国实用外科杂志,2022,42(4):370-387.

[75] 中华医学会心血管病学分会心血管影像学组,北京医学会心血管病学会影像学组.中国成人心脏瓣膜病超声心动图规范化检查专家共识.中国循环杂志,2021,36(2):109-125.